百年程氏养生系列

百年程氏穴位养生①

主编◎程凯

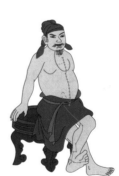

中国健康传媒集团
中国医药科技出版社

内 容 提 要

本书由程凯博士主编，其传承百年家族针灸文化，用生活化的语言讲述了人体当中最实用、最好用、最常用的穴位，从病证入手对针灸穴位进行全新解读，使人们看得明白、想得清楚、做得容易，没有晦涩难懂的专业知识，只有让你保健养生、轻松祛除疾病的巧妙方法。本书适于中医爱好者及养生爱好者阅读使用。

图书在版编目（CIP）数据

百年程氏穴位养生① / 程凯主编 . —北京：中国医药科技出版社，2018.11
（百年程氏养生系列）

ISBN 978-7-5214-0150-9

Ⅰ . ①百… Ⅱ . ①程… Ⅲ . ①穴位按压疗法 Ⅳ . ① R245.9

中国版本图书馆 CIP 数据核字（2018）第 066148 号

本书视频音像电子出版物专用书号：

美术编辑   陈君杞
版式设计   也 在

出版   **中国健康传媒集团** | 中国医药科技出版社
地址   北京市海淀区文慧园北路甲 22 号
邮编   100082
电话   发行：010-62227427   邮购：010-62236938
网址   www.cmstp.com
规格   710 × 1000mm $\frac{1}{16}$
印张   13
字数   183 千字
版次   2018 年 11 月第 1 版
印次   2021 年 3 月第 2 次印刷
印刷   三河市万龙印装有限公司
经销   全国各地新华书店
书号   ISBN 978-7-5214-0150-9
定价   **56.00 元**

获取新书信息、投稿、为图书纠错，请扫码联系我们。

编委会

主　编◎程　凯

编　委◎秦　卓　王　婧　游　敏

　　　　吴娇娟　翟丽静　李昱颉

　　　　任　杰　王　桓

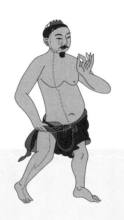

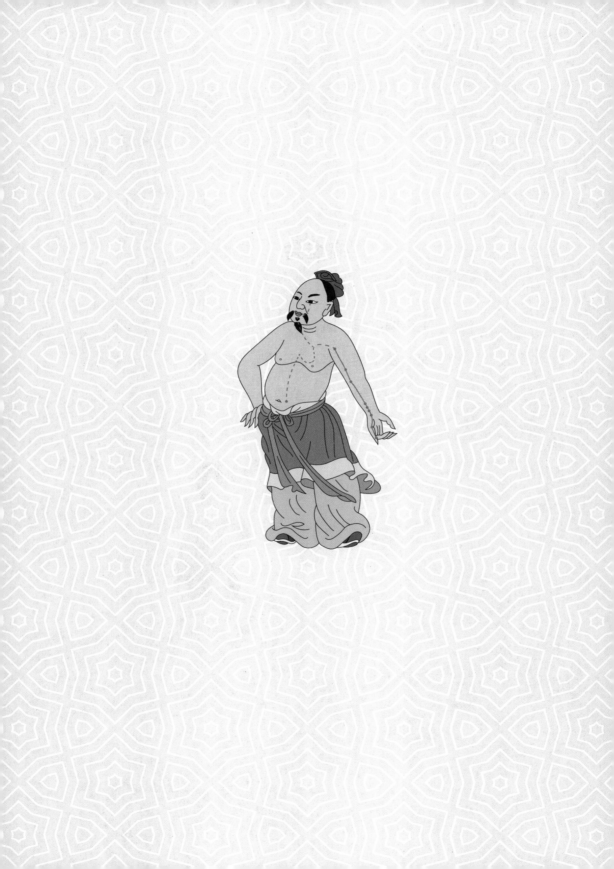

序

经络是在漫长的人类进化过程中，逐渐形成的人体自我诊疗的医学模型。它在长期大量的医学实践基础上，建立起体表与内脏、体表与体表之间的某种固定或规律性联系，是沟通内外的桥梁，具有网络周身气血的作用。经络就是我们身体内与生俱来的"母亲河"，使经络通畅，对患有疾病的机体来讲就是最好的治疗，对健康的机体来讲就是养生保健，经络的通畅与否影响着人的生存和健康，也是疾病形成和痊愈的重要影响因素。经络作为脏腑与体表的联系通路，在病理状态下可以传导病邪，反映病候，而穴位则是经络上特殊的点。因此通过穴位触诊的方法如压痛、过敏、肿胀、硬结等现象司外揣内，可以判断疾病的部位、范围、深浅及关联脏腑。并且我们也可以通过刺激相应的腧穴，来达到疏通经络、调节脏腑功能的目的。

随着当代社会环境和自然环境的快速变化，我们的身心都面临着很大的挑战，同时作息不规律、不健康饮食等不良生活习惯也损害着我们的健康，疲劳综合征、亚健康等病症正愈发普遍。各种慢性病和疑难杂症层出不穷，使得当今以科学标榜的主流西医学，也疲于应付。然而经络和穴位，既可运用于针灸临床治疗，也可以用于人们的日常养生保健中，它是我们人体随身携带的"智能医院"。作为一种绿色、安全、有效，并能够根据人体的状态自我平衡气血阴阳的纯物理疗法，在日常生活保健中，具有很大的推广价值。当身体某个部位出现不适症状时，我们只需找到相应穴位，并给予正确刺激，对于一些小的毛病则可以做到即刻显效；对于经年累月的慢性病，也能很好地缓解症状，改善病情，控制并发症。用生活中的例子形象比喻的话，经络就像一条条公交线路，而穴位就是一个个车站，想要到达某个地方，只要找对车站就可以了。

程氏针灸作为北京市非物质文化遗产项目，已有140余年的历史积淀和临床实践，通过对疾病机制的深刻认识和人体经络、穴性客观规律的挖掘，集成了以我的祖父国医大师程莘农院士的"经络诊断、穴性理论、三才针法"为核心学术思想。并将多年临床治疗心得，总结成实用、简便的程氏穴位养生经验。我曾先后在《养生堂》《万家灯火》等不同健康养生节目和不同场合的健康讲座中介绍了各种养生保健方法，并多次出版了养生书籍。此次，我们把多年出版的、深受广大读者喜欢的书籍分类整理为《经络养生操》《汉方养颜经》《穴位止痛》《饮食养生七律》《穴位养生①》《穴位养生②》，汇编成《百年程氏养生系列》丛书，系统地分类总结了程氏三代养生保健理念，提出了最简单有效的经络穴位养生方法，并毫无保留地献给读者大众，以冀造福社会。始于经络，阐释穴性，结合食疗与汉方，述中医之理，传承经典，发扬创新，让更多的人受益。

程　凯
2018 年 8 月

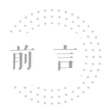

前　言

从小看爷爷、爸爸用经络穴位治病救人，觉得是件很平常的事情。等我长大了，也成为一名针灸医生后，才明白这有多难。没有给予身体任何外源性的物质，只是在体表一些特定的部位上进行刺激，或针或灸，或点或按，居然就可以治好很多疾病。

20 年来，我一直在临床中摸索和实践针灸治病的规律，期间或在大学讲授有关经络穴位的课程，使自己不断增加些许心得体会，当然，还针对一些问题做关于经络穴位的科学研究。

从学习到使用，从家族的耳濡目染，到医、教、研工作中的慢慢感悟，我终于明白了针灸之所以如此神奇，是因为经络。经络是在漫长的人类进化过程中逐渐形成的人体自我诊疗的医学模型，它在长期大量的医学实践基础上，建立起体表与内脏、体表与体表之间的某种固定或规律性联系，也就是我们在经络课上给学生描述的"经络是沟通内外的桥梁，其功能是网络周身气血"。

也就是说，当身体某个部位出现不适症状时，如果你了解经络，就可以不需用药物，而在身体另外一个部位上找到相应穴位，给予正确刺激，可缓解症状，恢复健康，寿享天年。如果用生活中的例子形象比喻的话，经络就像一条条公交线路，而穴位就是一个个车站，想要到达某个地方，只要找对车站就可以了。但问题是搞明白哪种问题该找哪个穴位，给这个穴位什么样的刺激才是最正确的，而且又是效果最快的，可能需要花费十几年、几十年，甚至上百年的时间用实践来检验"真理"。

程氏针灸，北京市非物质文化遗产项目，已有 140 余年的历史。其代表性传承人——我的祖父"国医大师"程莘农院士行医已 70 余年，我的父亲程红锋也行医 40 余年了。百年的历史积淀和临床实践，总结出实用、简便、有效的程氏穴位养生经验，汇集成《百年程氏穴位养生①》，也融入了程氏三代对中医针灸事业的一腔热爱，及对渴望健康的朋友们的一片诚心。

我坚信经络就是身体内与生俱来的"母亲河"，通畅她，对患有疾病的机体来讲就是最好的治疗，对健康的机体来讲就是养生保健！

程　凯

2018 年 5 月

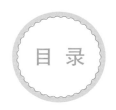

目 录

第一章

百会

——窍开百窍开，
经络养生从头来

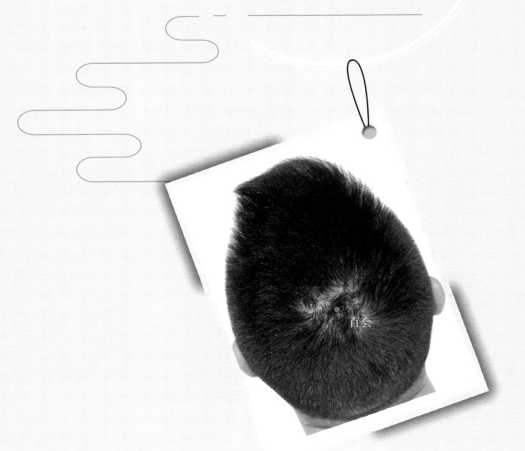

百会

爷爷爱梳头的故事

不知多少人问过，你从事针灸这个行业，爷爷程院士对你有影响吗？生长在这样一个中医世家里，怎么可能没有，当然是耳濡目染啊！虽然没有"一定要学习中医"的期许，但我走上这条行医之路，特别是现在，越走越坚定。爷爷曾看在眼里，美在心里，言语间总是流露出欣慰。毕竟程氏针灸百年历史、爷爷 70 余年的行医历程，在我这里有了传承，也有了新的希望。

提及程氏针灸，其起源可以追溯至 140 余年前的淮阴。我们程家祖上乃书香世家，世代业儒。曾祖程震簧公（字序生）为清末最后一次科举的秀才，喜读医书，他 50 岁得子，也就是我的爷爷——名希伊，号莘农，曾祖取此名是希望爷爷像伊尹一样"不为良相，便为良医"，并在爷爷 10 岁时开始亲自教读《医学三字经》《药性赋》《汤头歌诀》《脉诀》《黄帝内经》《难经》《本草纲目》《本经疏证》等中医典籍。爷爷在 15 岁时拜当地著名中医、温病大家陆慕韩先生为师，随其临证 3 年半，为程氏针灸奠定了坚实的中医理论基础。19 岁时爷爷即独立挂牌应诊，医术精湛，深受患者欢迎。后考入江苏省中医进修学校（今南京中医药大学）第一期中医本科进修班，成为新中国第一批中医学员和针灸教师，并成为其由"用药"到"用针"的转折点，也由此逐渐成为新中国针灸科研与教学事业的创业者、领导者和新中国针灸国际培训事业的开拓者，成就了一代中医针灸大家。

爷爷在世时记忆力惊人，年轻时的事情可以一件件数上来，时间、地点、人物、情节，一个不差，以至于在他获得"国医大师"称号后，我们大学电教中心专门请他讲述北京中医药大学成立的历史时，在场者无不被其惊人的记忆力所折服，称他是一部活的中医历史书。

○ 爷爷为什么有这么好的记忆力？

让我不禁想到了一个生活细节：那就是爷爷的头发。我记得爷爷的头发曾经全白了，满头银发可能很符合中医老专家的身份。大家普遍认为"中医越老越值钱"，可是爷爷似乎并不满意，**印象中每天都在用手梳头**，似乎已经成为一个习惯性动作。也许正是缘于这个看似不经意的小动作，他的头发后来居然奇迹般地由白转灰了！

○ 难道是梳头的作用？

这让我联想起了北宋著名的文学家——苏轼（苏东坡），或许我们都对他修的西湖苏堤、因他而有名的东坡肉比较熟悉，却不知道他曾经有一段时间被严重的脱发给缠上了。

故事

每天一起床，苏轼就看到枕头上一大把头发，十分揪心。作为当时的一位大才子和高官，个人形象肯定很重要。古时的文人雅士最是注重自己的仪表，仪表和文采一样被看重。苏东坡想，头发要是像这样一直掉下去，还不得变成秃头，太影响形象了。

那该怎么办呢？他遍访名医，终于找到一位医术高明的医生，告诉他一个简单的方法，只要坚持，就能使秀发重新回归，那就是每天早晚梳头。果然，苏东坡每天坚持梳头，不久之后，离他而去的秀发又回到了头上，让他在众人面前不再难堪。

无独有偶，南宋大诗人陆游，也同样有脱发的苦恼。他在《游大智寺》一诗中，诉说了对自己脱发问题的苦恼，云："脱发纷满梳，衰颜不堪照。百年忽已半，去日如过烧。"后来他每天坚持梳头，终于使头皮长出了新的头发，这在他的诗中也有体现："觉来忽见天窗白，短发萧萧起自梳。"

总之，每天坚持梳头，养发护发有益，益智健脑更佳。

简单梳头有玄机

○ 不就是梳头吗，有何特殊？

我开始也这样想，当年请教了爷爷之后，才明白这中间大有玄机。中医认为"**发为血之余**"，常梳发能促进发根血液循环，**有坚固发根、黑润发色的作用**。但是有没有想过，用普通的梳头方法（沿头皮向后梳）会带下头发，特别是对那些本来已经有脱发症状的人来说，更是不好的方法。但爷爷梳头可不是用梳子，而是用手，而且不是普通的梳法，是"拿五经"。

TIPS 为什么称为"拿五经"呢？

这是因为这个手法，是用五指分别点按人头部中间的督脉，两旁的膀胱经、胆经，左右相加，共五条经脉，所以称之为"拿五经"。中医认为，头为"诸阳之首"，是人体的主宰，人体所有阳经均上达于头面，而所有阴经都通过经别上行于头面，并且这些经脉通过头顶的五条经脉而汇于百会穴，起着运行气血、濡养全身、抗御外邪、沟通表里上下的重要作用。此外，头部还有40多个穴位、10余处刺激区，常刺激能疏通经络、流畅血液，改善颅内营养，起到醒脑提神和养脑安神的作用，既可以让白天精神旺盛，又可以让晚上睡眠安稳。

为了刺激到这些经脉、穴位和穴区，一定要采取以下手法。

针灸程氏　拿五经操作法

　　五指张开，分别置于前发际督脉、膀胱经、胆经的循行线上（中指位于头部正中的督脉线上，食指和无名指位于头部正中与额角之间内 1/3 处的膀胱经线上，拇指与小指位于头部正中与额角之间外 1/3 处的胆经线上）。五指指尖立起，用力点按 5~10 秒，使点按处出现明显的酸胀感，再原地揉 20 秒（这叫作点揉法）。然后指尖放松，五指垂直向上移动约 0.5cm，再次用力点按，如此反复点按，自前发际一直点按至后头部颅底，计为 1 次，共点按 20~30 次。按揉时如遇某个部位疼痛感较为明显，可将揉法加到 1 分钟，然后再继续如上操作。

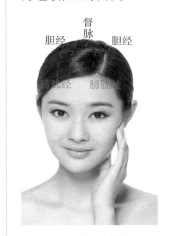

▲ 头顶五经图

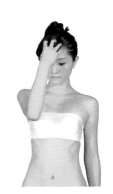

▲ 拿五经图（正面）

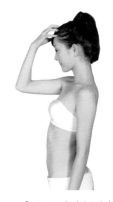

▲ 拿五经图（侧面）

　　我爷爷之所以睡眠很少却精神不减，年龄增而记忆力不降，是因为每天都在给头部做这样的点揉按摩，是在用这样的健脑养生妙法。当然，不是不能用梳子，不过有以下几个细节需要注意。

梳子有讲究

要用硬齿梳，而且齿要粗而疏，拿在手里要有质感，不能轻飘飘，长短大小不限，一般以 13~17 齿者手拿着比较舒服。现在有一种是砭石做的，质感特别好，常用还有温热感。

梳法更讲究

用硬齿梳也是同样的操作方法和要领，既不要前后梳动，而是局部点揉。

更讲究的不仅是梳具和梳法，还有梳的时间。

黄昏梳头健身法

苏东坡推崇这个时间梳头，主张："梳头百余梳，散头卧，熟寝至明。"睡前阳气沉伏，阴起隆盛，此时反复梳理，就会使你的睡意增加，帮你安然进入美丽的梦乡。梳头通过对头部上星、神庭、百会等穴位的反复梳理，可使烦躁、抑郁逐渐消退，思维稳定，能起一定的催眠作用。

别小看了苏东坡的意见，他其实也是一位杰出的医药学家，8 岁时就拜张易简为师，主精内科、养生学、气功、吐纳引导之术，并在脉学、本草学、偏头痛、消渴、虫证、遗泄、按摩疗法、沐浴疗法、药膳、人口素质、眼科学诸医药学领域都有精湛的研究。

晨起梳头健身法

《养生论》说："春三月，每朝梳头一二百下，寿自高。"说明了春天勤梳头对养生具有特别意义。春天是万物萌生、成长的季节，人体也在顺应自然的特点，阳气逐渐升发，表现为毛孔开放，循环系统功能增强，新陈代谢加速。此时，养生的要点，就是要顺应天时，顺应生理，使肢体舒展，气血流畅。如每天梳理自己的头发，尽管只是"举手之劳"，却能宣行郁滞、疏理气血、通达阳气。

"一年之计在于春，一日之计在于晨。"一天之中晨为阳气升发之时，此时梳头有醒神开窍的功效，可以预防中风、促进

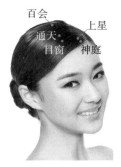

▲ 百会、上星、目窗、
　神庭、通天

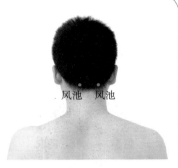

▲ 风池

中风后遗症的康复。脑出血或脑梗死引起的瘫痪、肢体麻木、反应迟钝、记忆衰退、失语、口眼㖞斜、大小便失禁等后遗症的病人，若能长期坚持通过百会、上星、风池、目窗、神庭、通天等穴位的梳理，对以上症状都可起到缓解和治疗作用。

当然，更大的玄机就是百会穴了。

一窍开而百窍开

爷爷扎针，手法轻而快，自创的"程氏三才法"备受推崇。看爷爷扎针，如行云流水般，1分钟内扎完一个病人，一气呵成。爷爷原来的诊室一排17张诊床，从床头扎到床尾，再走回到床头，不过20分钟的时间，而第一个病人也在不知不觉间到了起针的时候。不过爷爷说留针时间长短是因病情而定的，一二小时的时候也有，这样算下来，上午4个小时内，他大约可以治疗60~80个病人，加上他每天提前上班的两小时（6~8点），半天下来可是个不小的工作量。

除了病人多之外，另一个给我留下深刻印象的是他每次扎针时，**多**

从头顶扎起，往往第一个扎的穴位就是百会穴，这可是程氏针灸的独特经验。

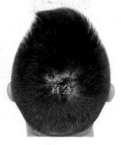

▲ 百会

百会穴位于人体的头部，头顶正中，是督脉的穴位。可以通过两耳角直上连线中点简易取穴，但不够准确。更为准确的方法是在这个连线中点上下仔细循按，在头顶找到一个明显的凹陷，古人形容"百会可纳豆"，也就是人体直立位时，在头顶百会穴放一粒豆子，随意走动可以不掉下来，说明这个凹陷可是个不小的凹陷。

百会是个极为特殊的地方，特殊在哪里呢？

诸阳之会

百会：百，数量词，多之意。会，交会也。百会名意指手足三阳经及督脉的阳气在此交会。督脉，在中医学当中被认为是总管全身阳经的经脉，被称之为"阳脉之海"，也就是说人体全身的阳气都要汇聚到督脉中去。而百会正位于人头顶的部位，是人体当中最高的位置。人头上顶天，所以根据中医的阴阳理论，百会穴是可以通天气的地方。而天属阳，所以通天气的百会穴可以说是人体阳气最充盛的部位。

内通髓海

因为阳气能够充养人体髓海，使髓海的功能保持正常。所以属于督脉、位于人体最上部的百会穴，就对人的髓海有重要的调节功能，对全身功能状态的调节也具有举足轻重的作用。而且督脉及交会于百会的膀胱经都直通于脑，又脑为髓海，是人体神志功能的根本所在。

正因为这里是个极为特殊的地方，所以首先针刺这里就有特殊的意义！通过刺激百会穴，调动人体百脉，四两拨千斤，一穴通全身，一窍通而百窍通，使身体经络气血做好充分的准备，将后续穴位治疗的效果放大到极致。当然正因为是轻刺激，也有助于病人安静下来，消除针刺的恐惧感和不适感。

更因为百会是个极为特殊的地方，所以千万不要乱按，特别是不分情况的重刺激，爷爷用百会的玄妙之处就在于轻刺激、先刺激，如果变成了重刺激或乱刺激，则会导致经脉受损，气血流动不畅，轻者出现头痛、头晕等不适症状，重者则是"一窍乱而百窍乱"了。

病案　　几年前我曾经治疗过一个高血压男性病人，本来饮酒、生活不规律，经过几个疗程的治疗，好不容易调整过来，血压也控制得比较稳定。突然有一天来诊时，头晕严重，量一下血压竟高出平时很多。

没有过量饮酒，没有过度生气，生活也很规律，休息时间也保证得很好，为什么会突然出现血压不稳定呢？

看到他新理的头发，我似乎明白了什么，就详细问了一下理发的过程。原来昨天理发时，美发店赠送头部按摩，年轻的工作人员很有力气，也很卖力气，用力按压了百会穴，当时他不仅没有感觉到放松、舒适，反而感觉到有点头疼、头晕，结果当晚就引起了血压升高。要知道，百会穴有升阳举陷的作用，重刺激易使虚阳上越、肝阳上亢。如果本来就血压偏高，大力按之则可使气血逆流回经脉，致头晕目眩，甚至引发高血压。

在推拿手法中，轻刺激为补、为通，重刺激为泻、为滞。百会，是头部阳气会聚之所，是人体经络气血运行的重要交通要道，宜通不宜堵，通畅了百脉皆通，一穴可补诸阳。而通的方法除了用针在治疗之前轻刺激外，还可以采用"拿五经"的方法，通过刺激相关经脉的气血畅通，而间接刺激百会，起到养生保健的作用。所以，拿五经应当是一天之中晨起之时首先要做的经络保健方法。

正所谓，一窍开百窍开，经络养生从头来。

梅花针打造无近视班

好几次在不同的场合，我都被人问到中医传承的问题。私以为"承"不光是"继承"的意思，还应当包括"承上启下"。能继承固然重要，但如果能在继承的基础上变化发展、发扬光大，就难能可贵了。这也许是对程氏针灸的传承者提出的更高要求吧。

在我儿时的印象中，父亲一直是工作很忙的人，每天天还没亮就去门诊，晚上天黑了还没有回来，甚至周末也经常不休息。长大后才知道，原来父亲这样做有几个原因，一是因为爷爷每天6时门诊，几十年如一日，父亲自是不甘落后，仿效学习；二是因为父亲潜心研究治疗青少年近视弱视的方法，而很多孩子要上学没时间治疗，于是父亲就利用早上、晚上和休息日的时间来治疗。

记得在小学三年级的时候，学校体检，结果发现我视力下降，由1.5下降到了0.4，负责任的班主任王老师及时通知了我父亲，没想到短短的一个寒假，我又恢复了双眼1.5的正常视力。王老师觉得很奇怪，询问才得知是父亲在寒假期间用中医的方法给我治好的，于是上门造访，请父亲给全班视力不好的同学治疗。于是父亲就利用每周三的休息时间义务治疗，这一坚持就是4年的时间。当然，辛苦没有白费，毕业时全班合影中没有一个同学戴眼镜的，我们也因此被评为了北京市的三好班集体。

父亲从1983~1985年，先后在北京分司厅小学（我的小学母校）、和平里一小、和平里二小、和平里六小等十几所小学进行科研观察，并利用休息日免费为学生进行治疗达数千人次，受到过北京市教育委员会的表彰。1987~1988年到北京永安里小学、东光路小学、体育馆小学和79路中学、北京第五中学、育英中学等中小学校进行集体治疗和科研观察。其间，永安里小学还涌现出两个"无近视班集体"，被北京市授予荣誉证书。至今，经父亲治疗的近视弱视孩子已数以万计。

那么，他用的是什么神奇方法呢？

这个方法就是从爷爷的"一窍开，百窍开"法中变化发展而来的"程氏梅花针"法。

TIPS 梅花针

梅花针是皮肤针的一种。梅花针针头呈小锤形，针柄一般长15~19cm，一端附有莲蓬状的针盘，针盘下面散嵌着不锈钢短针。根据所嵌不锈钢短针的数目不同，皮肤针可分别称为梅花针（五支针）、七星针（七支针）、罗汉针（十八支针）等。它的用法是用针头来叩刺人体一定部位或穴位的皮肤。因为皮肤与经络、脏腑有密切的联系，通过运用梅花针在经络、穴位的表面皮肤进行叩刺，可以激发、调节脏腑经络的功能，达到防治疾病的目的。

梅花针的针尖不是十分的锐利，它并不是通过刺透皮肤起作用的，而是通过钝性针头在皮肤的叩击作用，而调节经络气血的运行。选购梅花针的时候，要选择针柄坚固而有弹性，全束针平齐，没有偏斜、钩曲、锈蚀和缺损的针具。

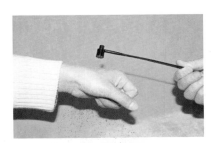

▲ 梅花针

近视弱视的治疗，适用于青少年儿童，而孩子最怕疼，听说要扎针就都不敢来，所以要用刺激轻的治疗方法，于是父亲就想到了梅花针。

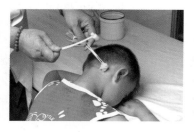

▲ 梅花针叩刺

治疗时，利用腕力将梅花针的针柄做上下有节奏地弹击，使梅花针头平稳地落在患儿的皮肤上（专业术语称为"叩刺"）。当针叩刺到皮肤时，针尖不会刺破皮肤，而是受阻弹起。治疗完成时，局部皮肤仅会充血发红，而患儿也仅会感到有轻微的刺痛感，好像蚊子叮、蚂蚁咬。

但是，不疼的问题解决了，疗效又成了问题，刺激量不够当然治疗效果就差强人意了。在经络理论中，有多条经脉的循行与眼有直接或间接联系，当这些经脉气血不畅时，就会影响眼睛的视物功能。**而这些经脉多为阳经，恰恰会聚于百会穴。故一窍开则百窍开！**

针程氏象 梅花针治疗处方

正是在爷爷的经验基础上，父亲逐渐摸索出了以百会穴为核心的梅花针治疗处方：百会、四神聪、前顶、后顶、风池、颈夹脊，每个治疗穴位或部位叩刺 200 下左右，以局部出现潮红为度，每天 1 次，每周 5 次，10 次为 1 个疗程，疗程之间不休息，根据病程轻重不同可连续治疗 6 个疗程，对成年人的视疲劳和老年人的视物昏花，也有缓解作用。

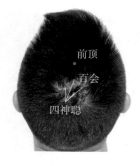

▲ 百会、四神聪、前顶

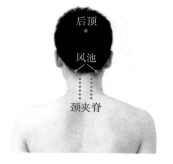

▲ 后顶、风池、颈夹脊

梅花针操作简便，易学安全，可以治疗很多疾病，应该像拔罐、刮痧那样普及应用，后面我会介绍很多用"程氏针灸之梅花针法"治疗的病案和方法，希望对大家有所帮助。不过，梅花针的操作方法看似简单，实是需要勤加练习。

注意　　初学者治疗一两个人手腕就会有酸痛的感觉，而父亲曾经最多时连续治疗八十多人次，靠得可不只是指力和腕力，要上臂带前臂，前臂带腕指，协调动作，切忌肌肉紧张，要有举重若轻的感觉。特别需要注意的是针尖与皮肤的垂直和位置相对固定，保持垂直可以使针头的 7 个小针尖同时落在穴区皮肤上，不会刺破皮肤而出血；保持位置固定可以使穴区得到持久的刺激而起效。

父亲治疗时，只看到梅花针纷繁而落，快速均匀，令人眼花缭乱，但治疗结束定睛一看，穴区皮肤上仅仅有 7 个淡白色的小点儿，原来这几百下叩刺，都几乎落在了同一个位置上，想象一下这是多么难的一件事！可能只有这样坚持治疗了几十年的人，才能做到。

脑病的"百会"阻击战

○ 脑膜炎后遗症神速康复

2008 年 9 月 17 日，对于居住于北京市西城区的琳琳（化名）一家来说是个不平常的日子，就在这一天，琳琳几天来一系列的神志异常终于找到了根源。

今年 11 岁的小姑娘琳琳在 9 月的一天突然出现精

神异常，言语、行为的异常吓坏了琳琳的父母，不知道这孩子到底是怎么了，立即就带孩子去见了心理医生，孩子没有受到过任何精神上的刺激，因此并不是单纯的精神异常，排除了心理方面的原因。辗转到了其他几家儿童专科医院，找了神经内科和内科的专家，始终没有查出真正的病因，而孩子这时的症状却越来越严重，时有抽搐、高热发生。这时，一位大夫提醒应该去排除一下脑膜炎。9月17日，在某三甲医院经过腰椎穿刺最终确诊为"病毒性脑膜炎"，这下终于水落石出，琳琳父母的心总算踏实了，但琳琳这样典型的脑膜炎引起神志异常的病例很少见，经过长达20多天的治疗，琳琳的病情总算稳定了下来，经过腰椎穿刺和头颅CT检查均无异常，10月初琳琳出院了。可这时的琳琳，已经没有了往日的活泼，情绪变得淡漠，语言能力明显减退，无法正常表达思想，既往的记忆力丧失大半，连学也上不了了，脑膜炎遗留下来的后遗症让琳琳的父母很痛心。

琳琳的父亲是名出租车司机，正巧和每天接送我父亲上下班的司机师傅在同一个公司，听说中医很神奇，就前来求诊。那天正巧是我坐诊，通过认真分析琳琳的发病情况、目前的症状和体征，结合中医望闻问切四诊合参，我判断属于痰浊上扰、蒙闭清窍的证候，治疗当以开窍醒神为主。中医将头称之为"清窍"，为什么称其为清窍呢？这是因为大脑对其生活的环境要求极端苛刻，不能够有丝毫邪气、杂气的侵袭。

明确诊断并不难，难在如何治疗，此时的琳琳几乎无法沟通，尝试针刺了几个穴位，她都大哭大闹，只听得口中"啊啊"不断，手抓脚踢，父母按都按不住，还怎么治疗啊！

灵机一动，我想试试梅花针吧！以头部督脉线和颈背夹脊穴为重点治疗，特别重点叩刺了百会穴，当然是轻刺激，不然她可不接受。开始每天1次治疗，每次治疗大约20分钟，半个月不到，琳琳仿佛变了一个人似的，记忆在不断地恢复，语言表达也在快速提高。于是治疗就减少到隔日1次，结果来诊1个月时，琳琳就重新回到学校上课了！

最近，琳琳的父母又带她去做了全面检查，结果是一切正常，治疗效果让很多医生都惊叹中医的神奇！其实，这只不过是我活学活用了爷爷和父亲的经验与方法，治疗的一个案例罢了。要知道，这种方法还可以解决威胁许多老年人健康的大问题！

○ 百会叩刺防治老年痴呆

故事　　　　　一天，我到父亲的诊室问个问题，一进门就看到他头上顶着十几根银针，就关心地问他哪里不舒服，是不是血压高了，父亲笑呵呵地回答说："预防老年性痴呆。"脑为髓海，主管神志功能，而肾主骨生髓，人老了肾气易衰，髓海易失养而引发神志病证，而这个老年性痴呆正是威胁老年人健康的重要杀手！

TIPS　　老年痴呆症

又称为阿尔茨海默病，是一种大脑原发性神经系统退行性变性疾病，临床以进行性记忆力减退、认知功能障碍和行为异常为特征，以其为代表的神经退行性疾病已成为严重威胁人类健康的第四大杀手疾病，世界卫生组织已将此病列入 21 世纪五大重点疾病之一。

老年痴呆，几乎是个不可逆转的过程，确诊后平均可活 8 ~ 10 年，有的达 20 年，但由于进行性的发展和认知功能的障碍，康复护理的花费以及给家属带来的精神负担，使其成为 21 世纪许多家庭不得不面对的灾难，由此带来的社会、经济、家庭和社会公共卫生问题也日益突出，中国正逐渐步入老龄化社会，这个问题也日益受到关注。

最近的研究表明，在老年性痴呆的发病早期有一个被称为"轻度认知障碍"的阶段，可以理解为介于正常与疾病之间的中间状态，如果及时干预，将有效控制其向老年性痴呆转化，也就从根本上防治了老年性痴呆。这正符合了中医"未病先防"的"治未病"思想，也使百会穴治疗健忘、痴呆等作用在现代得到了更好地诠释和应用。

怎么做呢？

针程 梅花针叩刺五经法
灸氏

可以参考"拿五经"的方法，刺激的五条经络不变，刺激的方法由手指点揉改为梅花针叩刺，手法要轻，重点叩刺百会及其周围穴位，每次治疗约 10~15 分钟，隔日 1 次，连续治疗 3 个月，每年坚持，可在秋冬季节到来之际操作，因为此时天气转凉，寒主收引，阳气受抑，血脉容易出现不通，脑供血易出现不足，是脑血管疾病和老年痴呆症的高发期。此时治疗，"一窍开而百窍开"，血脉通畅，髓海得养，使老年人头脑清楚，得享天伦之乐。

耳穴安神赛百会

百会的安神作用在前面"拿五经"和"黄昏梳头"的方法中已经介绍了。那么还有没有更有效的穴位和方法呢？那就是耳穴。父亲研究耳穴多年，颇有心得，特别是用耳穴治疗失眠，尤其是顽固性失眠，多有奇效。

2006 年，父亲曾经治疗过一位长期顽固失眠患者，这位患者是一位 80 多岁的老军人。据他自己介绍，26 岁的时候就被失眠纠缠上了。从那个时候开始，他就每天必须依靠地西泮才能睡着。但是，地西泮并没有彻底解决他的问题，反而是服用的剂量越来越大，来诊时，每天晚上已经需要吃到8片安眠药才能入睡。虽然吃这么大剂量，但睡眠质量仍然不是太好，只能睡4~5个小时。他现在就是晚上睡不着，白天没精神，老是打盹，迷糊。不光有失眠的痛苦，还有高血压、高血糖，还因为前列腺炎，夜尿频多，一晚上要上好几次厕所。本来就好不容易才能睡着，睡着睡着又被尿给憋醒了，这就更加重了他失眠的痛苦。

我父亲除了嘱咐他每天晚上睡前"拿五经"外，还给他选取了神门、耳中、口、垂前等耳穴，用自创的多头电极耳穴电脉冲治疗，然后又嘱咐他平时吃饭要多吃蔬菜，少吃肉类、味道重的食物。由于当时是初冬季节，还告诉他可以适当多吃白萝卜。中医有句俗语叫作"冬吃萝卜夏吃姜，不劳医生开药方"，吃白萝卜可以健脾消食，利尿消肿。

耳穴治疗虽然看似只是简单的15分钟而已，但在第一次治疗的当晚他就没有服用安眠药，轻易入睡，并且夜尿的次数也明显减少，醒过以后也能够很快再次入睡，当晚整整睡足了6个小时。又经过两次治疗后，他就摆脱了安眠药的束缚，每天都能睡六七个小时，并且夜尿次数也大大减少，情绪也有了很大地缓解，白天也有精神了，病情已经基本稳定。

TIPS

服用安眠药须谨慎

很多人喜欢用安眠药对付睡眠问题，但这不是根本解决问题的办法。安眠药是一类对中枢神经系统产生抑制作用，有镇静和催眠的作用的药物。长期服用安眠药对人体有许多危害。研究表明，失眠病史较长，并服用安眠药物，极易引发内分泌紊乱，并出现头痛、痤疮、急躁、易怒、焦虑或抑郁等系列症状。对心动过缓的老年人更不宜服用过量，以免镇静过深引发脑血管疾病，甚至导致呼吸骤停的危重情况出现。

父亲的耳穴治疗方法怎么会有如此神奇的效果呢？要知道，这也是程氏针灸具有非常独特疗效的方法之一。

○ 独特的耳穴处方

父亲研究耳穴，与他人不同。早年我去他诊室，经常看到他的窗户或镜子上粘着许多纸条，上面多写着穴位的名称，那是父亲在众多的耳穴中一个一个筛选组合，不知重复了多少遍，终于找出应对不同病证的优效穴组。

程氏针灸 失眠耳穴处方

以失眠为例，有效的穴位包括神门、肾、肝、胰胆、脾、胃、小肠、耳中、口、枕、三焦、额、皮质下、垂前、心脏点、失眠穴等，根据不同情况组合应用。而多数人都有较好效果的基础处方则由神门、耳中、口、垂前、枕、肝 5 个穴位组成，我试验过，单用这 5 个穴位，多数失眠症状都有所缓解。

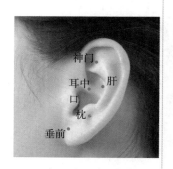

▲ 失眠耳穴基础处方

记得有一年，父亲接受了合肥一家电视台的采访，报道了父亲治疗失眠的疗效，结果患者纷纷打电话要求治疗，父亲分身乏术，就把这几个穴位告诉了在合肥的几个刚毕业的医生，没想到病人越治越多，因为疗效好，一传十，十传百，连附近郊县的患者都赶来治疗，电视台还做了跟踪报道。这个处方可适用于各种类型的失眠问题。

○ 用穴如用药，用穴如用兵

爷爷年轻时跟随当时的温病大家陆慕寒公学习中医内科，对于中药的药性有着比较透彻的认识，后从事针灸，对腧穴与中药、中药处方与针灸处方可做到融会贯通。他认为用药用穴都是在中医基础理论的指导下进行的，穴位和中药的作用常有异曲同工之妙。例如，补中益气，用药则用补中益气汤；用穴则用百会（类似升麻、柴胡）、关元、气海（类似人参、黄芪）、足三里（类似白术）。

这种思想也深深影响了父亲，别人用耳穴，只是一组穴位，不分主次。父亲用耳穴，却如方剂处方，分清主穴配穴。父亲说，治病如打仗，用穴如用兵，没有统帅，士兵怎么知道打哪里？没有主穴，治疗又如何快速起效？

一般来讲，耳穴神门多为失眠处方中的主穴。但怎样分主次进行刺激呢？爱钻研的父亲想到了一个好主意——多头电极电脉冲治疗法。普通的电脉冲仪只有正负两个电极，只能同时刺激两个穴位，而且难分主次。父亲亲手用废旧电线焊制了一个爪状的电极，有 4 个分支，每个分支顶端用锡焊了一个突起的圆点，以起到穴位按压与刺激的作用。还制作了一个导电的夹子，夹子夹于主穴神门上，接正极，由于是耳朵正背相夹，对神门穴的刺激量较强。爪状电极用胶布分贴于配穴上，接负极，由于是多头共同一个电极，而且胶布贴压，则刺激量较弱。

用这种方法分出了主穴与配穴，加上多穴协同起效，疗效自然很好。

○ 耳穴压籽要用中药炮制

用多头电极脉冲仪治疗每次也就 15~20 分钟，治疗后为延长对耳穴的刺激，加强疗效，还要埋上药籽。其实这个药籽也是一味中药，叫作王不留行。

王不留行，从这个名字我们就可以看出这个药具有很好的活血通经效果，即使是有皇帝的命令也不能让它停留，所以叫作王不留行。此外，王不留行还是重要的催乳药，中医有俗语"穿山甲、王不留，妇人吃了乳长流"。而现在，除了用于产妇的催乳以外，还有很多养奶牛的，在饲料中添加王不留行籽，发现对于奶牛也有很好的催乳作用，可以提高乳牛的乳汁产量。

针程 王不留行药籽贴压法

将王不留行籽贴附在 0.6cm×0.6cm 大小胶布中央，用镊子夹住，贴敷在选用的耳穴上，每日自行按压 3~5 次，每次每穴按压 30~60 秒，3~7 日更换 1 次，双耳交替。刺激强度因患者情况而定，一般儿童、孕妇、年老体弱、神经衰弱者用轻刺激法，急性疼痛性病证宜用强刺激法。对皮肤过敏者，可选用脱敏脱布。

父亲为了精益求精，小小的王不留行药籽，还要用特殊配制的中药炮制，以增加疗效。这个处方出于程门，告诉大家是希望能帮到更多的人，只是制作工艺稍微麻烦些。

程氏针灸之失眠耳穴压籽炮制法

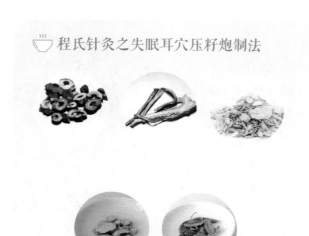

处方

石菖蒲 15g、牡丹皮 12g、女贞子 12g、当归 15g、白芍 15g、郁金 10g、炙黄芪 15g、茯神 10g、远志 10g、益智仁 10g。

方法

按量取上述中药泡洗干净，一并研末后，上锅炒热，与王不留行籽 500g 一起放于干净干燥的瓶中密封，密封时加冰片 1g。约半个月后取出去末，留药籽，再用 75％ 乙醇洗净，晾干备用。

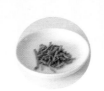
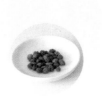

为什么开始要泡洗，后面还要用乙醇浸泡呢？

父亲说药籽虽小，但要贴于耳上，而耳部穴区皮肤薄嫩，如果药籽不干净的话，容易引起感染。父亲不仅将点滴心思花于治疗的每一个环节，而且还尽量为患者考虑周全。正是医者多用心，患者多享福！

百会的其他疗法

○ 中药熏蒸百会用于中风康复

病案 62 岁的常大爷，1 年前因脑中风造成右侧肢体偏瘫合并失语，虽采用多种方法治疗，但肢体功能和语言功能都没有恢复。采用了中药熏蒸百会穴的康复治疗方法对他进行治疗后，仅仅 1 个月时间，常大爷就恢复了语言功能，并且能够独立行走。

脑中风即西医所说的"脑卒中"，它包括脑出血、脑梗死等病。百会穴是人体督脉经络上的重要穴位，位于人体头部正中心，是人体的最高处，五脏六腑阳气均交汇于此。通过此穴治病可达到一穴补诸阳，全身经络均畅通的疗效。

针程氏灸 百会给药疗法

一般百会穴采用针刺治疗，从百会穴给药在国内却很少见。此方法是将人参、红花、三七等中药研成细末放到一个特制药袋中，并将其固定在一个线帽里，让患者戴上帽子正好对准头部百会穴处，这样中药通过气味渗透，就可以从百会穴输送到全身，从而达到治疗疾病的作用，中风偏瘫患者，如果有消化问题，难以服药的可以一试。

○ 温灸百会升阳举陷治脱垂

百会穴会聚人体一身阳气，且位居高位，温灸此穴有温阳升阳、提升固脱的作用，对因体质虚弱引起的脏器下垂有明显的治疗作用，例如胃下垂、脱肛、泄泻以及女性常见的子宫脱垂（中医称阴挺）等。如果同时配合灸气海，效果会更好。

第二章

印 堂

——两眉之间的
健康运兆

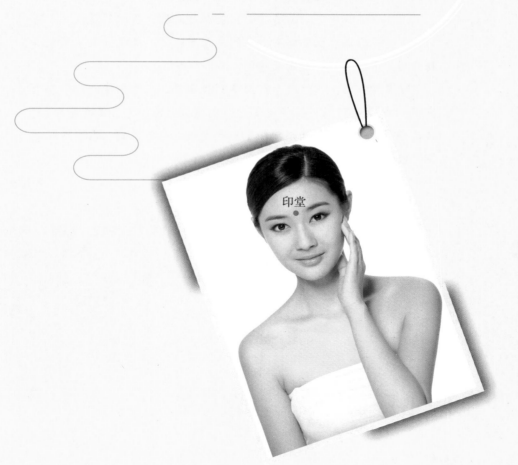

印堂

从印堂发黑谈起

由于经常受邀到全国各地讲授健康课程，于是我养成了游览名山大川、名胜古迹的习惯，也算工作之余顺便放松休闲一下，生命在于运动，生活在于调剂。

故事

一次，来到一座海滨城市，恰巧城边有座山，山上还有座观。山是名山，观也是名观，不能不看啊。上得山来，放眼望去，果然是人杰地灵、风水宝地，顿觉心胸开阔，俗念尽弃，气定而神闲。

逍遥神往间，突然一个人影窜到我面前，道袍在身，口中念念有词："先生身材魁梧，相貌堂堂，尤其前庭饱满，当是富贵之相，只是今年运程有差，两眉间印堂颜色发暗，恐有不测，当求解脱之法，以保平安……"唉，真煞风景啊！

这种经历也许你也曾有过，且不论感受如何，先说说"印堂"这个位于两眉之间（眉心）处的特殊穴位吧。其实，"印堂"这个名词最早并不是医学界的名词，而是古时候的相术师对于人体面部两眉之间部位的称呼。

◇印堂释义

"印"这个字，在古代的时候，它的含义指的不是一般的印章，而是指的官印，是古代官员身份权利的凭证。《说文解字》云："印，执政所持信也。"意思就是说，印是古代官员行使行政司法权力的信物、凭证。所以"印"，就可以代指官职、官阶。你没见古代越大的官，用的印信越大，甚至皇帝的玉玺要抬着盖呢！而"堂"，自然指官印放置的位置，官越大，需要放印的堂也就越大，而堂越大，则预示着可以放置更宽大的印信。所以在古代的相术中，认为印堂这个部位的宽窄大小，可以预示着人能否当官、官职的大小以及这个人近期的事业运程如何。

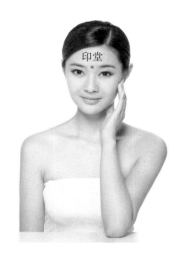

▲ 印堂位于人体面部两眉之间（眉心）处

天庭饱满就会官运亨通，这一说法到底有没有道理呢？

其实，从医学角度上解释起来还真有一定的道理。前额之内为脑，额叶所在，前额突出或饱满，则脑发育正常，脑容量相对大。此处又是足太阳膀胱经和督脉循行经过的地方，督脉起于两肾之间，膀胱经又入络肾，两条经脉又都入络脑，肾主骨生髓，脑为髓之海，所以这个地方饱满、丰腴，就代表了人的肾精比较充足，髓海功能旺盛。所以，这样的人在智力上就会比较强，就会有更多的机会来获取成功，当然在古代谋个一官半职的可能性就比较大了。

与这种说法相呼应的，在人体中还有一个部位，那就是后脑勺了，此处解剖学名称为"枕外隆突"，也就是平常大家所说的"反骨"。这要感谢《三国演义》这部书了，让"反骨"这个名词家喻户晓，书中描写大将魏延就是因为枕骨的地方特别高凸，被诸葛亮称之为"有反骨"，后来他果真叛变了。于是古代的相术里就有了"脑后有反骨，必然会叛乱作逆"的说法。其实，还是同样的道理，枕外隆突高，代表着脑发育正常，脑容量大，这样的人更聪明，当然也就更不服管，古代的统治阶级为了巩固自己的地位，就假托造反之名，称之为"反骨"，而进一步为了更加愚民，就发布命令，要求众百姓在婴儿头型形成时期，要睡平枕头，都要把头型睡成后脑勺平平的头型，防止反骨出现。有句话叫作"平头百姓"，就是这种情况的真实写照。而那种圆圆滚滚，漂亮美观的头型，也就只能是皇家的子孙才配有。

我们现代人当然明白这个道理，那么印堂发黑，到底是迷信还是真有灾难降临呢？

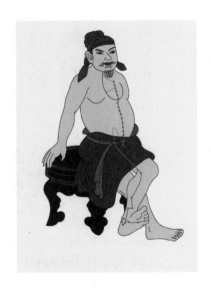

▲ 足少阴肾经

当足少阴肾经的经脉气血发生异常的变动时，会出现"饥不欲食，面如漆柴，咳唾则有血，喝喝而喘，坐而欲起……"等系列症状，这其中让我们关注一下"面如漆柴"几个字。

也许你曾经捡过柴火，即使你没捡过，也应该知道柴要晒干后才能助燃，否则会一股股冒出浓烟来，所以这里"柴"的意思，就是干枯的意思，枯木为柴。而"漆"则指黑色，古代的漆可不是现在的立邦漆，五颜六色的，多是黑色，或是古典家具那样的深褐色。所以"面如漆柴"指的是面色呈现晦暗而干枯的颜色。

中医面部望诊，讲究除了望神之外，主要为颜色和光泽两个方面，无论青、赤、黄、白、黑，总以有光泽为佳，而黑为肾病之色，又见干枯之象，则为肾气将败之危候，特别是在与脑联系密切的印堂穴处出现，当然是命不久矣的征兆了。不过，你也不要太过于担心，这种面色的人在日常生活中很少见到，因为出现这样严重疾病征兆的人，身体多已经出现了明显的其他症状，哪里还有精神在外面逛来逛去。

印堂自测诊健康

"印堂发黑，将倒大霉"对常人来讲的确是种迷信的说法，但是印堂部位颜色有异，却可以昭示您的健康问题。

○ 印堂发白，阳气自衰

这要从曾写过"南登霸陵岸，回首望长安。悟彼下泉人，喟然伤心肝"这首著名的《七哀诗》的东汉大才子王粲说起。

这个王粲可不是一般人，他出身于东汉的上层官僚之家，曾祖王龚顺帝时官至太尉，这个太尉在东汉时期实际上就相当于首相、总理的职位。其祖父王畅，在灵帝时当了一个相当于现在的住房建设部部长的官职，叫司空。其父王谦是大将军何进的高级幕僚。

说起王粲的才学来，那可不得了，他14岁到长安的时候，去拜见当时的大官、大文学家蔡邕，也就是蔡文姬的父亲。当时有很多各种名人雅士去找蔡邕，但是蔡邕很少有亲自出迎的。可蔡邕一听说王粲来了，急得都顾不得穿好鞋子，趿拉着鞋子就跑出门外迎接。还对众人这样介绍王粲："这是王（畅）公的孙子，有奇才，我不如他呀。我家的万卷书籍文章，将来都送给他。"17岁时，王粲就被当时的"文化部部长"推荐，让他去做给皇帝传达命令的黄门侍郎，他都没去应召就职。可惜王粲英年早逝，于建安二十二年春在行军途中患病而死，一代文豪就此陨落，享年41岁。（《三国志·魏书·王卫二刘傅传》）

其实，在王粲20多岁的时候，就有一个人预言过他将在40多岁重病不治。这个人就是当时的名医，被后世称为医圣的张仲景。张仲景是怎么预言他的生死的呢？

有一天，张仲景、王粲同时参加了一个大官举办的酒会。因为王粲才气出众，当时的名气已经如日中天，所以同样作为一个文人的张仲景，在熙熙攘攘的人群中，就挤到了这个闻名已久的大才子跟前："久仰大名，今日得见，我张某三生有幸啊。""哪里哪里，您言重啦！"寒暄了几句以后，本来想向王粲请教一些文学知识的张仲景，在阳光的照耀下，忽然发现王粲两眉之间印堂穴区的颜色不大对，再细细一推敲，不禁大惊失色。他急忙把王粲拉到一边，悄悄地跟他说："跟您说句您不喜欢听的话，根据您的面相，您将会在20年以后得一场大病。这场病只能抓住现在的时机防御，这样吧，我给您开一个方子，您按我的这个方子服一剂，就能把这场病消灭于无形。"于是，他给王粲开了一剂叫作"五石汤"的方子。

可以想象，当时王粲才刚刚20岁左右，成名又早，正是年轻气盛的时候，突然就被别人拉住这么说自己，不禁心里有点恼火（这情节有点像现在我在某些景点前的"偶遇"）。心想："我这么年轻，又这么有才气，文人雅士、达官贵人都以能够请到我，让我为他们题词、留字为荣。你这个家伙，怎么见面不向我讨教文学问题，刚说几句话就说我有病啊。我年纪轻轻，能有什么病啊，我吃嘛嘛香的。再说了，你又不是神仙，能掐会算的，20年以后的事你怎么就能知道啊。今天怎么这么晦气，碰上这么一个人。"但是他也不好当面拒绝，勉强把方子收下了。这张仲景还不罢休，追上去又说："这个药煎出来以后，一定要放凉透了再喝！"王大才子头也不回地走了。话说过了两三天，张仲景和王粲又碰面了，不想张仲景发现王粲印堂部位的颜色丝毫没有改变，知道王粲不相信自己的话，不禁暗暗摇头，为这么一位大才子将要英年早逝而惋惜。

　　历史就是这么捉弄人，在 20 年后，也就是王粲刚过了 41 岁生日时，在跟随曹操转战中原的过程中，得了重病，眉毛全部掉完了！眼睛上面干净的就像用了现代的脱毛剂一样。眉毛掉完以后，病情急剧变化，终告不治，一位与曹植并称的大才子，于 41 岁的年纪，早早地就撒手人寰了！

TIPS　什么是五石汤？

　　为什么张仲景给王粲开的方子叫作五石汤呢？这是因为这个方子里面有紫石英、白石英、赤石脂、钟乳石和太乙禹余粮这 5 种原料为石头的药物，这几味药多辛温之性，加上方中其他几味如干姜、附子、桂枝等，使这剂药成为大温大热的汤药，功效可温阳散寒。因为它温热的性质很强烈，所以为了防止过于温热的药物对人产生伤害，这个药一般要放到冰凉了，才能服用，所以五石汤又称为"寒食散"。

　　可是这剂药就是放温了服用，也会对人体造成损害。在三国两晋时期，很多人有服用这个方子的习惯。为什么很多人服用这个汤药呢？这是因为这个药吃完之后，能够强烈地兴奋人的神经，就像现代的海洛因一样。喝完这个药以后，你就会感觉到浑身发热，燥热难当，有想狂奔的欲望。而那个时代的很多文人雅士，由于战乱纷仍，不能够实现自己的抱负，就很苦恼。在平时又没有太大的胆量去发泄，于是就借助这个五石汤的药力，让自己发狂。当时有很多人以服用五石汤、奔放不羁为时髦。相传竹林七贤之一的刘伶，就曾在服用五石汤后因为燥热难当而在大街上裸奔，由此可见五石汤是多么的激烈！现在这个方子不常用了，配制麻烦，而且有一定毒性，要小心。

那么，王粲两眉之间的位置颜色有何异常呢？张仲景为什么能够凭此判断他将在 20 年以后发病，并且是要眉毛脱落呢？

一切都与督脉和足太阳膀胱经的循行有关

印堂，位于两眉正中间的部位，督脉从此循行经过。督脉，起于两肾之间，总督人体一身之阳。而足太阳膀胱经起于内侧眼角的睛明穴，向上循行经过印堂旁边，也就是眉毛内侧端的眉头位置。

中医认为，如果一个人足太阳膀胱经气血充盛的话，那这个人的眉毛就长得好看而浓密，如果足太阳膀胱经的气血供应不足的话，就会导致眉毛稀少、脱落。所以，通过观察眉毛、印堂的变化，就可以推知足太阳膀胱经之中气血的盛衰情况。而足太阳膀胱经的气血盛衰，说到底，还是由肾气的盛衰所决定的。

现在我们推断，张仲景应该看到王粲印堂处出现了灰白的颜色，并由此推知了王粲的肾阳不足、寒凝经脉，才开了有温补作用的"五石汤"，可不知一代才子却不信医圣之方。

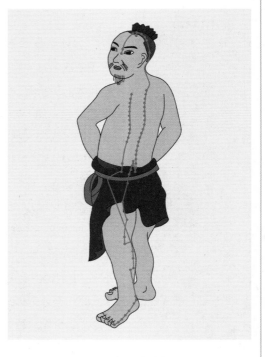

▲ 足太阳膀胱经

生活中印堂发白常见于哪些人呢？

怕冷，四肢不温，特别是下肢怕冷明显；腰膝酸软无力；头晕目眩，精神不振等，这些都是肾中阳气不足的表现。在男子可能出现阳痿、滑精、早泄，在女子可能出现不孕、痛经、月经淋漓不净、白带清稀量多；还会出现包括夜尿频多、大便久泻不止（有一些人会在早上五六点钟时突然腹痛而泻，称为"五更泻"）、腰以下浮肿明显，甚至胸闷、气短等症。

当然，不用五石汤这么麻烦，金匮肾气丸和右归丸，都是温补肾阳的好方子，药性也平和得多，在药店随处可买。下面介绍几种补肾阳的方法。

🍵 肉桂粉之温补命门火法

组成

官桂 5g。

方法

用肉桂粉温补命门之火，1 日 2 次，一般 3 周内可以明显改善肾阳虚引起的腰痛症状，包括风湿性脊柱炎、类风湿脊柱炎、腰肌劳损及不明原因的腰痛等。但因肉桂辛热，温补力量强，可能会出现口干、便秘等副作用。

冬虫夏草行不行？

当然可以，这可是特产于我国的名贵中药。研究表明，将虫草装胶囊服用，对性功能低下、血小板减少症、慢性肾功能衰竭、耳鸣、心律失常、冠心病、高血压、肝硬化、肿瘤等病症有治疗或辅助治疗的作用。除了粉装胶囊口服外，我再推荐一个炖老鸭法吧。

🍵 炖老鸭温补肾阳法

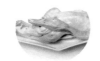

材料

冬虫夏草三五枚，老雄鸭 1 只。

方法

老雄鸭去肚杂，将鸭头劈开，纳药于中，仍以线扎好，酱油、料酒等调味料，蒸烂食之，其药气能从头中直贯鸭全身，无不透浃。（《本草纲目拾遗》）

有没有温阳的穴位呢?

当然有,不过不是印堂,印堂是反映病证的部位,而治疗的穴位当然要首先考虑督脉和膀胱经上的穴位,例如大椎、肾俞、八髎等,后面会给大家做详细介绍,也有特异的操作方法相配合。

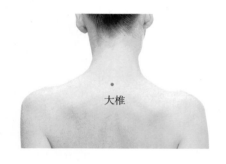

▲ 大椎

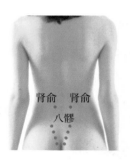

▲ 肾俞、八髎

○ 印堂发红,劳心伤神

印堂发红的人比较常见,我讲一个亲身经历的真实医案吧。

病案　　我的诊桌正对着诊室的大门,大约有六七步的距离。一天,我正在给一位病人搭脉,这时候,从门外走进来一个人。我下意识用眼睛余光一看,第一感觉就是这个人有点不太对劲儿。他个子不高,身材却很胖,圆滚滚的,还剃了一个光头。于是我又抬起头来仔细打量了一下这个病人,我发现他的两眉之间额头印堂的部位,有两条红印,就像是被人挠了一样。等他坐到我面前的时候,我又仔细看了看,不是挠的,就是两条红色色带,自印堂直上隐入前发际。于是,我一开始就问他是不是有高血压,是不是最近经常心烦、失眠。这一问还真问着了,他说自己是自由工作者,最近工作压力特别大,天天晚上加班熬夜，吃晚餐也不规律，食欲欠佳，疲劳乏力，失眠多梦，体重增加了不少，最让他担心的是血压开始波动起来，头晕目眩时有发生，精力大不如前，因为身体的问题甚至有些焦虑，不想我连脉都没号，就直入主题了。

我为什么要这么问呢？

因为根据中医望诊理论，人的面部可对应于不同的脏腑，面部色泽的改变可以反映脏腑的相关问题。前额印堂的部位，正是属心属脑的部位，中医认为五脏之中心藏神，为君主之官，皇帝要占据最高位，才能高瞻远瞩，所以前额属心。而脑也藏神，脑所藏的神为元神，头颅则称之为元神之府。印堂位于前额的最中间，也就是最高处的核心位置，也正体现了这个位置与脑这个"元神之府"的特定联系。所以印堂这个部位颜色色泽的变化，常常可以反映一个人的神志状态。

印堂局部发红

一般都是劳心耗神的人，例如从事管理工作，特别是人事管理工作的人，或是每天面对大额数据、生怕出差错的财务人员，还有就是心思缜密、心眼颇多的人。这些人经常是处于思虑过多的状态，易耗伤心气，并伤及脾气，心主神志，而脾主运化与肌肉四肢，这就不难理解为什么这样的人会出现多梦、烦躁、食欲不振、容易疲乏的症状了。

印堂色红，上有红疹

还有一类人，不仅印堂穴区发红，而且上面会有一层淡淡的红疹，也就是细小的红点，这就不仅仅是心神耗伤的表现了，往往是阴亏有虚热的征兆，伴随的症状除了烦躁、失眠、多梦外，还会有五心烦热（手心、脚心发热，伴有心烦意乱）、潮热（像潮水一样烘热汗出）、盗汗（晚上睡眠中多汗）等症状，多见于围绝经期女性，当然妇女经期前后偶见这样的面部表现应属正常。

印堂色带，前额发红

前面我介绍的那个患者，不仅是印堂局部发红，而且自印堂向上有两条红色色带，直通上前发际处。那么他就不仅有心神耗伤的失眠多梦症状，还可能出现血压的不稳定。为什么呢？因为自印堂两侧直上，为膀胱经循行路线，此处色红，多为膀胱经阳气不舒，阳郁于上，易引发头晕、血压升高。而如果是整个前额都发红，高血压就八九不离十了，因为所有属阳的经脉都上达于头面，特别是在前额处，会聚了足阳明胃经、足太阳膀胱经、足少阳胆经、手少阳三焦经、督脉、阳跷脉等众多阳经。

根据这个人面部印堂的颜色变化，我准确判断了他的病情，并对症处方，一方面滋阴安神，一方面平肝潜阳，不出1个月，他体重减了十几斤，睡眠明显改善，精力恢复，血压稳定。更为有意思的是，随着病情的好转，印堂穴向上的两条红色色带慢慢地消散了，渐渐地恢复了正常的肤色。

妙法开垦上丹田

印堂穴如此特殊和重要，以至于道家养生者将之称为"上丹田"，认为多刺激这个部位，勤加耕耘，就能够获取到有助于长生延年的"内丹"。

那么，用什么样的方法刺激这个"上丹田"印堂穴，才能有很好的养生作用呢？

TIPS　先来做一个试验

闭上双眼，将一手食中两指并拢，指尖部放在印堂的正前方，然后慢慢地向印堂穴部位靠近，越靠越近，但不要接触到印堂处的皮肤。随着手指的靠近，你是不是感觉到有一种压迫感或气流的鼓荡感呢？或者你闭着眼睛也可以感知额前手指的存在呢？奇怪的是，这种奇特的感觉在头部的其他任何一个部位上都不会被引出。

从中医的角度上来解释，这是因为手指末端是手三阳经与手三阴经相交会的地方，所以这个部位"气"的运动比较激烈，而印堂所在的督脉又内通于脑，脑为髓海，所以手指虽然没有接触到印堂，但是可以感受到一种被"气"冲击的感觉，这也应了古人说此处可开天目、通髓海的说法。

自印堂穴向上做轻柔的抚摸，可以让人安静下来。比如有经验的母亲，在婴儿啼哭不止的时候，轻轻抚摸或亲吻孩子的前额正中，可以帮助孩子逐渐安静下来。

针程氏灸　小儿经络推拿

小儿经络推拿手法中就用"开天门"的方法来镇静安神，治疗婴幼儿受惊吓、精神萎靡、惊风等病症，具体的操作方法是自眉心印堂至前发际这条直线上，以两拇指交替向上推按。

自印堂穴向两侧沿眉毛做分推，则被称为"推坎宫"或"分阴阳"，有疏风解表、除昏提神的作用，可以治疗婴幼儿的感冒发热、头痛目赤、眵多和惊风等症。

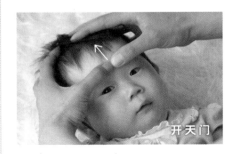

▲ 开天门

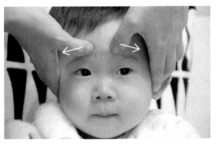

▲ 推坎宫

以上两种方法，前者起到安神作用，后者起到醒神作用，都是对神志功能的养护，不仅对小儿，对成人一样有作用。抚摸印堂对成人来讲，还有特别的意义。

（一）使女性的平均寿命比男性长

根据世界卫生组织在 2007 年公布的各国国民的平均寿命调查结果，中国男性的平均寿命为 71 岁，女性为 74 岁，女性寿命平均比男性长 3 年。而世界上男女寿命相差最大的则是日本，日本女性的平均寿命是 86 岁，日本男性的平均寿命是 79 岁，相差达 7 年。这是什么原因呢？我认为大概可能和下面几种因素有关。

生理结构不同

女性在生殖期，每月都有一次月经，月经的时候要出血，其实，这就相当于中医的放血疗法，是对体内毒邪的一次排除过程，也是身体自稳态的一次调整过程。同时，每月一次的月经出血，还能够刺激女性的造血功能，使女性的造血功能比较旺盛。

性格特点不同

如果把男性和女性的脏腑功能相类比的话，可以将男性类比于脏，女性类比于腑。男性的性格特点，就像脏的功能一样，是藏而不泻的，而女性的性格特点，则像是腑的功能特点，是泻而不藏的。大部分女性都爱唠叨，多愁善感，心里藏不得什么事，遇到痛苦的、悲伤的、困难的事情时，多通过哭泣、诉说等方式来发泄。从中医角度来讲，情绪的适度释放对五脏是有益的，过度压抑情绪反而会造成情绪的突然暴发，这就使七情成为致病因素，内伤于脏腑了。大多数男性，有什么悲伤的、痛苦的事，不能像女性那样找个人滔滔不绝地诉说出来，也不能受不了了就大哭一场，就都压在心头，解决的办法不外乎一个人喝闷酒、抽闷烟、看天数星星。这样其实是一种很不健康的生活方式，我们要提倡在有压力的时候，高唱"男人哭吧哭吧不是罪"，实在受不了了不妨就大哭一场，或许哭过之后，你就会觉得十分轻松了。

正是因为女性是爱发泄的动物，而男性是内敛的动物，尤其是东亚的男人，更是内敛的动物，所以女性更不容易积存压力，而男性则容易积存压力，这是男性的寿命比女性要短的原因之一，窃以为！

因为女性常"按摩"印堂

这一点，也许大家都没有注意到，那就是大部分女性每天都要化妆、卸妆，一天至少两次清洁面部，或给面部做保养工作。在这一过程中，实际上不知不觉就对面部的不同部位进行了按摩，特别是印堂部位，往往是起始清洁（也就是按摩）的部位。

男性却很少有人这样做，相对于女性来说，也就少了每天对印堂的按摩，每天少那么几分钟的时间，积少成多，时间久了，寿命自然也就比女性要短三五年了。

（二）表达爱意，有助于家庭和谐

从五脏理论来讲，男人一般都是肝气旺盛，而五脏之中肝为阳中之阳，为刚脏，将军之官。将军是发布命令、运筹帷幄之中的官职。而男性，在社会、家庭中的作用，和将军、肝的特性十分相似，尤其是在单位中做领导职位的男性。正是因为男性在社会中压力大，还不懂得或没办法释放压力，就会肝气过旺。加上这些人一般都要应酬，喝酒、休息过少都是避免不了的，这样日久以后，肝气郁而化火，就会使脾气变得十分暴躁。

而女性呢，我们在上文说过了，就是比较喜欢唠叨，大事小事都喜欢诉说出来。男性则会因为女性老是唠叨这些小事、琐事，而变得不耐烦。于是男性就会要求女性闭嘴，女性却是一般情况下越不让说越说，这样一来二去，双方就该吵起来了，甚至会大打出手，导致家庭暴力，婚姻破裂。

那应该怎么办呢？

有句话叫"以柔克刚"，面对刚脏，面对将军，女性就不能再用硬碰硬的方法了，策略一点，温柔一点，经常抚摸一下男性的前额印堂，特别是在他奔波了一天，疲劳地回到家中的时候，既可以清降他旺盛了一天的肝气，又有助于他的睡眠，一举两得。就像我们接近别人家的宠物时，往往摸摸额头就可以让它安静驯服。按摩印堂温柔地表达了爱意，促进了家庭和谐，还能健康长寿，何乐而不为呢？

小小印堂驱百病

○ 针刺印堂治急性腰扭伤

我给大家讲一个有趣的病例。有一天，一个腰部扭伤的患者，腰痛难忍，由他人抬着就来找我了。由于他是在一个工地打工的，工资也不高，就问我什么方法最便宜，还能有效，就让我用哪个方法来治疗。

于是我就给他选择了用埋针的方法治疗，只扎一针。具体就是用一根 1.5 寸（4cm）长的针，一只手捏起他两眉之间印堂穴的皮肤，另一只手将针从上往下平着从捏起来的皮肉中刺入，行针得气后，用一块透明的医用胶带把针柄固定在其额头上，以加强治疗效果。

本来是要他把针保留 2 个小时以后就拔掉的，但他回家后，感觉效果不错，腰痛大为减轻，自己就认为留针时间越长效果越好，为了怕这个针掉了，还用透明胶带粘了两道，就这么带着针开始转悠了。他额头上本来就有一道医用胶带，现在上面又粘了两层，好像一个"王"字，很多人都笑话他。可是他说这是大夫吩咐的，要把针留着，不能随便拔出来。并且说效果很好，现在腰就感觉不怎么疼了。不过这也太过遵医嘱了啊！

程氏针灸　揿针安神法

　　如果是安神，治疗失眠的话，也可以不用长针，而改用短针，甚至是揿针。揿针的针柄有一个圆形的小环，针身非常短，刺入皮肤后，外面仅留一个金属的小圆点，既不疼，又美观，很受女性朋友的喜爱！当然，由于疼痛感很轻，很多患者后来都自我对着镜子操作了，晚上临睡前扎针，用胶带固定好，睡醒后再起针拔下，安全而有效。

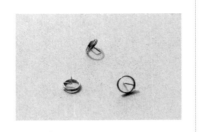

▲ 揿针

○ 温灸印堂治鼻炎

TIPS　额窦炎

　　鼻炎的一种，是指额窦黏膜细菌感染性的炎症。有急慢性之分，临床上以急性多见，可单独发生，亦可与筛窦炎、上颌窦炎并存。额窦炎以头痛为主要症状。头痛的症状有早晨开始疼痛，中午疼痛最严重，到了下午又缓解的规律，同时，还伴有发热、鼻塞、流腥臭脓性鼻涕等症状，还有可能伴有嗅觉严重下降、眼睛疼痛和容易流泪等症状。

　　相信有鼻窦炎的患者对上述描述的症状有十分痛苦的感受，尤其是鼻塞的感觉最让人痛苦，让人感觉胸闷、头晕等缺氧的症状。而鼻炎还可能造成睡眠中的猝死等严重并发症。

　　那么，除了西医学的穿刺冲洗、手术疗法外，还有别的方法可以治疗、缓解额窦炎的症状，彻底治愈让患者如此痛苦的鼻炎吗？

　　当然有，这就是应用中医学的方法在印堂部位进行治疗。额窦炎属于

中医"鼻渊""脑漏"范畴。中医认为这种病的发生，与病人的体质较虚弱，然后又在平时的生活中没有注意，感受了风寒、风热等外邪的入侵，导致肺气的清肃失降。如果这种情况得不到及时治疗的话，就会热久而生风，热风熏灼血液，导致血液变得黏稠而在经脉中瘀塞，经脉瘀阻影响到阳明经、太阳经，使热邪侵袭大脑而导致这种病症的发生。

采用艾条温灸额中穴治疗额窦炎效果也不错。具体怎么操作呢？

程氏针灸 额中温灸治鼻炎

让额窦炎患者仰卧于床上，在印堂、神庭的中间位置处取额中穴。医生或让家人右手像拿笔那样，拿着点燃的艾条，在这个位置灸。灸的时候要使艾条与局部皮肤成 45° 角，将艾条点燃端对准穴位处，点燃端的艾头与皮肤的距离约 3cm 左右，以局部温热、泛红但不致烫伤为度。可以在额中穴的位置绕着圈灸，这就称为温和灸，这样灸到温热的感觉直渗透到大脑内部，感觉整个头脸部都温暖起来以后，就

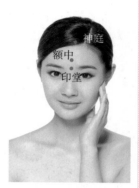

▲ 额中、印堂、神庭

可以停止了。灸完之后，要让患者继续在床上躺着休息半个小时再起身。这个治疗方法最好每日 1 次，一般患者多可在连续灸治 10 次内治愈，且无副作用发生。

○ 天灸印堂治鼻炎

另外可以使用天灸印堂穴的方法来治疗鼻炎。具体方法如下。

程氏针灸 天灸印堂穴

斑蝥（南方大斑蝥或黄黑小斑蝥均可）一只，生用。去足翅，研细

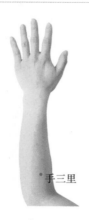

末，瓶贮备用。使用时取斑蝥粉适量，以米醋或蜂蜜调为糊状（不宜太稀，以免流溢他处）。印堂穴擦洗干净，患者取仰坐位或仰卧位。胶布一小块，中间剪一黄豆粒大小的孔，先贴于印堂穴（鼻根上方两眉中点处），然后将药物直接涂于小孔之内，外以胶布贴盖，24 小时后去掉，1 次不愈者，1 周后重复使用。使用时需要注意，斑蝥为剧毒药品，有较强的发疱作用，外贴面积不宜过大，尤其注意不要让药物误入眼内或口中，以免发生意外。

斑蝥冷灸一般均会引起皮肤局部不同程度的发红起疱，水疱局限于表皮，不侵入深层，除短期色素沉着外，不遗留瘢痕，而且停药后色素沉着也会逐渐自行消失。水疱较小者用 75％酒精棉球轻压片刻，促使其尽快吸收，较大者以消毒剖头或毫针穿破，放出疱液，涂以红霉素药膏，外用消毒纱布覆盖，以防感染。

注意，这是用刺激性的药物使局部发疱，达到刺激穴位经络气血运行的目的。**由于这种方法会造成局部的炎症，所以要慎重使用。**

○ 按摩印堂穴治疗肩周炎

肩周炎给人留下的感觉也是很不舒服的。一旦劳累，或者遇到天气变化，肩周炎患者就会感觉肩背部酸、重、闷。有时会感觉就像是始终有一个人把手按在自己的肩头上一样，感觉十分不舒服。而西医学又没有什么好的办法，只能用非甾体消炎药来控制症状。但是，很多人因为长期服用布洛芬等消炎药，不但肩周炎没有治好，反而出现了胃炎的毛病，真是痛苦不堪。

那有什么办法可以轻松愉快地治疗肩周炎吗？当然有，印堂穴就可以治疗。具体方法如下。

程氏针灸　肩周炎印堂按摩法

穴位按摩：用食、拇指按住印堂穴，旋转揉动，每次 1 分钟，每

日 3 次。然后再配合按摩手三里。用左手拇指腹按住右手三里穴，揉动 1 分钟，换左手，每日 3 次。还可以点压肩背部局部的阿是穴，用力深压，并向前后左右揉动 1 分钟。每日 2 次。

手三里

▲ 手三里

肩周炎自我功能锻炼

当然，肩周炎的治疗少不了自我功能锻炼，具体方法如下。

1 抡拳。左右肩关节划圈抡动 15 圈。

2 耸肩。双手叉腰，上下前后缩头耸肩，每次 15 下。

3 揪耳廓。两手交叉揪住耳廓，连揪 15 下。

4 举手。十指相挟，手心向上，举过头顶，上下前后摇动 30 下。

5 展翅。双臂平抬成飞翔势，上下扇动 30 下。

6 托头。两手插入脑后，手心向上十指相挟，向上。两臂同时抱肘，上下左右晃动 30 下。早晚各 1 次。

第三章

膻中

——胸前"中丹田"，
健康你快来

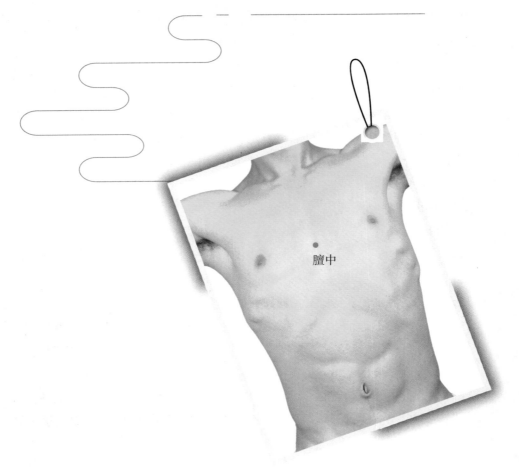

膻中

巧治慢性咽炎

很多人都有慢性咽炎这个毛病，大家共同的一个认识就是——难治。慢性咽炎为咽部黏膜、黏膜下及淋巴组织的弥漫性炎症，一般病程冗长，顽固难愈，症状虽有缓解时，但每遇季节变换就加重，病虽不算大，但频繁发作也着实让人头疼。

我也曾深受其害。2000年，我从北京中医药大学博士毕业，并留校任教，主讲《经络腧穴学》这门针灸学的基础课程。那一年，教研室的课程任务特别多，偏偏有几位老师还有出国讲学的任务，没办法，我就承担起了好几门课程，一个学期下来，大约有300多学时。

当时真是年轻，没经验，不知道呵护嗓子，一个学期的课讲下来，用嗓过度，不幸被教师、主持人等人群的职业病——慢性咽炎给缠上了。非常难受，总是感觉嗓子又干又痒，还总觉得嗓子里像有一块东西堵在那。按照医圣张仲景所说，这种感觉就是"咽中如有炙脔"，就像堵了一块烤肉，吞也吞不下，吐也吐不出。时不时就想咽口唾沫，说两句话，就想清清嗓子，气候变幻时还咳嗽连连，最严重时一吸气就咳，我自己感觉咳声中好像已经带有哮鸣音了，胸口也闷，时而疼一下。

痛苦且不论，关键是讲不了课！这个着急，于是吃了各种中药汤剂、成药，甚至还"违心"地吃了一些西药（一直以来，我坚持生病不吃西药的原则），虽然也能够控制住症状，但是隔不了多长时间就又发作了，特别是天气变化明显、季节交替的时候，最为明显和严重。

自己都治不好自己，真是学艺不精！怀着忐忑的心情回去问爷爷，不想爷爷没有直接给我治疗方案，而是指点我回去读《针灸大成》里的医案，说书中自有解决方法。

每个人可能都有枕边书，而作为针灸医生，枕边一定要放两本书，时不常地拿起来读读。哪两本呢？**枕头一边要放《黄帝内经》，这是中医理论**

的经典，而另外一边要放的就是《针灸大成》，这是临床经验的解读。不过我怎么就没有印象里面有治咽炎的案例呢？但是爷爷让我看，我就翻翻看，看里面能有什么秘方。

现在很多人都知道《黄帝内经》这本书，也有很多人都买了一些白话解、现代释义的《黄帝内经》来看。大家看这本书，不仅是看它里面所讲述的对于生命、疾病的一些见解，更重要的或许是这本书对于整个自然界的规律进行了论述，这本书涉及的内容包罗天文、地理、社会科学、哲学、心理学，甚至气候等，都是围绕着生命来讲的，它是第一部生命的百科全书，是当时很多先贤古人集体智慧的结晶。

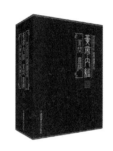

▲《黄帝内经》

　　但是，由于这本书是成书于春秋战国末期到秦汉前期，距离现在时间上已经很久远了。在这个过程中，中国的语言环境发生了很大的变化，尤其是在新文化运动以后，中国传统的东西被抛弃得太多，导致现代大部分人对于一般的文言文都理解困难，更别说是两千多年前的古文了。所以，虽然很多人都在看这本书，但是能理解的人恐怕不多。正所谓"外行看热闹，内行看门道"，与其深入研究中医理论，不如快速掌握一些养生保健的方法来得实在，《针灸大成》就是这样一本书。

　　提到《针灸大成》，不能不提他的作者——杨继洲，明代的一位著名针灸医生。他是明代三衢人（现今浙江省衢州市人），生活于公元1522~1620年，出身于针灸世家。他的祖父杨益，是太医院的御医，著有《集验医方》流传于世，他的父亲也是当时的名医。而《针灸大成》一书，则是他依家传的《卫生针灸玄机秘要》一书，再参考众多书籍中的针灸内容编辑而成。《针灸大成》全书内容共分十卷。系统地论述了针灸的基本理论、针灸歌赋以及手法、治法、医案等，可以说是一本针灸学专著。

故事

果真，我在这本书的医案部分，找到了一个治疗咽炎的病例：话说当时刑部的一位官员由于经常参加大会小会的发言、重大案件的审讯工作，说话太多，用喉过度，得了咽喉炎。特别难受，总感觉喉咙里有异物存在，吞不下，吐不出，话都说不利索，当然工作也干不下去了。他心想，我这是干工作累的，积劳成疾，可以称得上是职业病了，皇帝不能不管我，于是找到了太医院。

中国历代以来，在位的官员都是享有"公费医疗"的，不但生病了有官方的医疗机构来诊治，并且所用的药物也基本上都是由国家买单。政府的医疗机构，自周代以后就比较完备了，在中央设置有太医院，然后在下面的每一级政权机构，一直到县，都设有医官一职，设有各级医学院。在军中、地方任官的官员，得病以后，大部分都是由各级地方、军中的医官给予诊疗，而太医院主要负责为皇家服务，有时间也受皇帝的指派去为大臣诊治。

这位刑部大人遍请各位太医院的医生，吃过了各种名贵的药材，却还是不见好转，老是咽喉发痒，忍不住时不时地吞咽口水、清清嗓子，甚至咳嗽几声。平时也就罢了，可是等这位大人给皇帝汇报工作的时候，皇帝看他说不了两句话就清清嗓子，咽口唾沫，弄得皇帝都觉得嗓子不舒服了，对他大大地申斥了一顿。当他再找那些太医看病的时候，就忍不住拿话噎他们："你们还是吃公家饭的，到底给我瞧对症了没有啊，我都吃了你们三五十剂药了，虽说不用我花钱，但是那个药苦啊，弄得我现在见了药就想吐，而且怎么不见好？你们别跟我保留，到底有没有本事给我治好！"

一位来自东阜姓徐的大夫，给这位大人说了实话："您这个病，病位在胸膈之间的地方，不是靠服药就能治好的，需要使用针灸的方法才能治好。这个病我也治不好，这样吧，我给您推荐个人，他擅长针灸，您找他去看。"这位医生就是杨继洲。结果杨继洲只在这位官员的膻中——这个能调畅人体气机的穴位上，先用毫针进行针刺，再用艾叶灸了几十壮之后，其咽痒欲咳的症状就大为减轻，后来再经过慢慢调理，这位官员的嗓子就恢复正常了。

原来，爷爷指点给我的是一个用穴不用药的方法，当然我今天教给大家更简单的方法，不用针也不用灸，只需要用自己的手"自助"一下就可以了。

膻中舒气会

○ 膻中的位置

膻中又被称为"气会"，是上焦肺的呼吸之气和中焦脾胃的水谷之气会聚的地方，是人体气通行的关键要道。

对于有过多次生育史的中年女性或老年女性，由于其乳房已经下垂，就不能以"两乳头之间中点"这个方法来定位膻中穴了。而是先找到胸骨下端的胸剑联合处，此处直上两指（食中指并拢）宽处，就是膻中穴了。

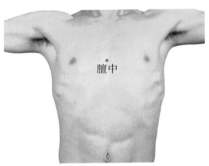

▲ 膻中：处于人的胸部正中，两乳头的正中位置

◇膻中的含义

为什么将两乳正中的部位称为膻中呢？

我们就要探讨一下"膻"这个字的字义了。膻，今天读作 dàn，或者读作 shān。但是在古代的时候，膻的读音是 tán，《说文解字》曰："膻，肉膻也。"《诗》曰："膻裼暴虎。"段玉裁注释这句话说，人脱了

衣服之后，裸露出来的身体叫作"膻裼"。还说，现在说敞衣露怀叫作"襢"或者"袒"，其实都不对，"膻"字才是表示敞衣露怀的最初用法。在《礼记·曲礼》有一句话叫作："劳勿襢。"意思就是说，即使是劳动的时候，会因劳作而身体燥热，这个时候也尽量不要解衣露体。也就是说，"膻"字，在最初的时候表示的意思就是"袒"的意思。而"袒"，《说文解字》云："袒，衣缝解也。"意思就是袒胸露怀。因为解开衣服的时候，露出来的地方主要就是胸腹。所以也将胸腹部称为"膻"。因为膻中穴所在的位置正在胸部正中，所以称这个部位为"膻中"，意思就是胸腹部的中间。

○ 膻中巧刺激

程氏针灸 膻中舒气会

双手合十，以双掌大鱼际侧面顶在胸口膻中穴上，然后上下擦动，速度由慢到快，持续摩擦 10~15 分钟，以膻中局部发热，

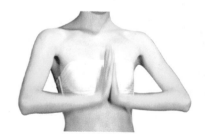

▲ 摩膻中

这种热度扩散到整个胸腔，并能感觉摩擦的局部有发胀的感觉时，就可以了。

注意

　　此处我们双手合十，以双掌的大鱼际摩擦按揉膻中穴，还有另一层的含义在里面。在中医的针灸经络理论中，手太阴肺经从胸中肺部起始以后，经由腋下沿上臂、前臂的内侧前方，循行到手腕，然后经过手的大鱼际而到达大拇指。所以我们在做此动作的同时，还相当于摩擦、按揉了大鱼际，刺激、调整了肺经，有利于加强宽胸理气的效果，缓解胸闷、气短等症状。

勤耕"中丹田"的四大益处

　　还记得前面讲印堂穴时，提到了"上丹田"吧，这是道家养生的名词，认为多多刺激这个部位，勤加耕耘，就能够获取到有助于长生延年的"内丹"。却不知，膻中穴亦为人体丹田，由于其位于两乳之中胸部正中，被称为"中丹田"。

　　耕耘膻中，有什么样的好处呢？

　　其实，膻中的重要作用与其特定的位置有密切关系，古书上这样形象地形容膻中的位置：肺之间、胸之内、心之外、胃之上。

○ 肺之间——气会行呼吸

　　《针灸大成》中杨继洲通过针刺、艾灸膻中穴，就治好了那位官员的咽炎，为什么呢？

　　咽炎的症状就是咽痒，老想咳嗽、清清嗓子，还觉得喉咙干，老咽口水。这是因为咽喉是人的肺系统，呼吸系统的关口之一。而人说话的时候，就是气流冲动咽喉部位的声带而发声的，说话过多，就会造成气流对声带的冲击过频，超过了它的耐受度，声带、咽喉就被损伤了，这是一方面，是局部的问题。另一方面，中医有句话，叫作"多言伤气"，说话过多，除了会对咽喉局部造成损伤以外，还会过度耗损人体全身的气机，尤其是维持呼吸功能的宗气损伤最多。所以，**咽喉炎的病因，从中医的角度讲，就是过度说话**，导致肺气受损，肺气不足，就造成了肺气布散津液的功能障碍，使津液在咽喉部位停滞，变化为痰（这里的痰和吐出的痰不是一个东西，而是特指身体内的代谢产物或邪气），就会造成一方面咽喉部位感觉有异物感，但是吞不下，吐不出（因为这个痰，是无形的痰，其性质是重浊黏腻，所以就会造成有感觉，但是却没有实物），另一方面由于津液不能正常布散，造成咽喉干，时不时就想咽唾沫来湿润它。

膻中穴，中医称之为"气会"，是人体宗气会聚之所，宗即总的意思，就是指人体一身之气。杨继洲通过针刺、艾灸患者的膻中穴，就可以既通畅人体全身的气机运行，又补充人体气的总量，使咽喉部位停聚的痰得到消散，正常的津液供应能够湿润咽喉，气血运行流畅，又可以修复受损咽喉局部的器官，使得咽炎能够得到治愈。

另外，人体中管理呼吸之气的经脉是手太阴肺经，它起于中焦胃脘部，先向下行至大肠，然后折行回来绕行经过胃之上口幽门部，再穿过横隔，隶属于肺，从肺向上会经过哪里呢？《灵枢·经脉》篇中的原文是这样写的："从肺系"。从，就是沿着的意思。肺系，则指咽喉部，气管支气管分布的地方。

所以，膻中除了因为是气会，能够调理全身的气机以外，还因其所处的位置在两肺之间，更可以直接调节肺的呼吸功能，通畅肺所连属的经脉，而起到治疗作用，这和膻中为气会所具有的功能是相统一的。

当然，膻中"气会行呼吸"的治疗作用，不仅仅包括咽喉问题，还包括与肺相关的一系列问题，如咳嗽、气喘、咯血、胸痛等。

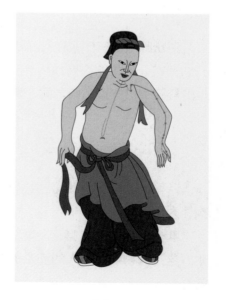

▲ 手少阴心经

TIPS

什么是气呢？

中医认为，气是维持人体生命的重要物质，也是维持人体生命的重要动力。认为人的各种生命活动，都是在气的推动作用下进行的。中医根据气的来源与分布部位的不同，而将气命名为不同的名称——元气、水谷之气、呼吸之气、宗气。

中医将人从父母那里继承而来的，藏于肾中的先天之气，也就是肾气，称为元气。另外，元气中医还用来统指人体的正气。中医将在脾胃运化功能的作用下，从饮食水谷变化生成的气，称之为水谷之气，是人出生以后维持人体生命的重要物质。同西医学所认为水和各种营养物质相类似。中医将由肺的呼吸运动所吸收到的自然界的清气，称之为呼吸之气。而将呼吸之气和水谷之气二者在胸中汇合而成的气称为"宗气"。认为宗气藏于膻中，具有"灌心脉以行气血，走息道以司呼吸"的作用。这句话的意思是说，由呼吸之气和水谷之气汇合形成的宗气具有推动、维持气血运行的功能，还具有维持肺的呼吸运动的功能。大家知道，血液循环和肺的呼吸运动是维持人体生命的保证，而具有如此重要作用的"宗气"，就藏于膻中穴。

正因为膻中穴是气会，是宗气汇聚的场所，是气的海洋，所以通过刺激膻中穴可以达到调节全身气的运动状态的功能。在正常情况下，人体气的运动要保持升降出入的平衡协调、运动不息。如果气的升降出入出现了失衡，或者气的运动受到阻碍，使全身或者局部气的运动停滞，就会造成病症的发生。

虽然我在爷爷的指点下，用灸膻中的方法治好了自己的慢性咽炎，但每到入秋之时我还是生怕它复发。因为初秋九月，正是大学开学、学生上课的时候，课程任务比较繁重，没得过病的老师都要小心呵护嗓子，何况是得过咽炎的我呢。

别以为病治好了，就不会再发作，从经脉的角度上来看，我的咽喉问题虽然看似痊愈，但实为肺脉已伤，仔细号脉可以发现，右手寸脉（主肺脉）用力按下时已有偏细的感觉，这是肺阴受损的标志，因此在秋季燥邪当令之时，就更加需要保养和注意了。

很多人也许与我有相同的困扰，那应该怎么做呢？

（一）润喉滋肺食疗方

有咽炎或者经常口干舌燥、鼻孔干燥流血的人，从中医的角度讲就是肺阴亏虚。而保养嗓子，养阴润肺的一个很好的食疗方法，就是吃梨。

梨，中医认为具有生津润燥、清热化痰的作用。很多人吃梨的时候都要削皮，其实，从中医的角度讲，梨皮生津润燥、清热化痰的作用更好，所以中医认为吃梨的时候，最好不要削皮，只要洗干净就可以了。

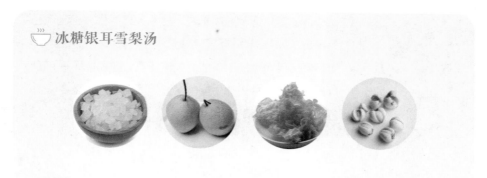

🍵冰糖银耳雪梨汤

材料

雪梨 1 个、银耳 10g、川贝 3g。

功效

滋阴润肺，止咳化痰。咽炎、咳嗽无痰、扁桃体红肿热痛者均可食用。

烹制

雪梨洗净，切开去芯（不要削皮），再切小片；银耳浸泡，去杂质；一起与川贝放进砂锅内，加入冰糖 10g、清水 600ml（约 2 碗半量），武火烧开后，以文火熬至 200ml（约 1 小碗）。亦可加入冰糖 10g、冷开水 200ml 放至炖盅内，隔水炖两个小时便可。

（二）含梨养阴做药引

记得郭德纲有一个相声，说一个人听说梨对嗓子的保养特别好，而这个人正被咽炎、嗓子沙哑所困扰，于是就买回了一大筐梨，晚上在睡觉的时候就切了几片梨噙在嘴里，然后入睡。结果第 2 天一醒来，发现嘴里的梨不见了，就问他的老婆是怎么回事。

他老婆说："你晚上磨牙那么厉害，那么几片梨，你刚睡着不到 5 分钟就被你嚼吧嚼吧咽肚子里了"。

他一想，不行啊，我得始终保持嘴里有梨片含着才行。于是到了晚上，就跟他老婆说："你今晚上受累，看着我，如果我把梨吃了，你就马上再切两片放我嘴里续上，千万别让我的嘴空着。"

到了第 2 天一早，他醒来还是发现嘴里没有梨，心里就火了，心想这点事都干不好，当场给了他老婆两个耳光。

他老婆捂着脸委屈地看着他说："我怎么了，你醒了就打我？"

他气呼呼地说："我让你往我嘴里续梨，梨呢？"

他老婆委屈地说："你是不知道你的嘴有多快啊，我整个晚上切梨片，给你续的速度都赶不上你吃的速度，一整筐梨都给你续完了，你还在那里吧唧嘴呢。大半夜的，我不能再给你买去吧？"

其实不用这么麻烦，教给大家一个含梨养阴的小方法吧。

含梨养阴食疗法

每天晚上睡前半小时，把半只梨去皮切小薄片，含一片入口中，至软至化，随口咽下，复含下一片，如此反复，直到半只梨全部含化咽下为止。记住，不要像平时吃梨似的大口咀嚼，只是含化，取其生津润燥之意，当然也不用睡着了还含着。

这个方法有滋养肺阴的作用，因在晚上入睡前含服，此时阴气渐盛，阳气渐沉，人要入睡，所以有滋一身之阴的作用，凡是阴亏之人，不管是咽干、咳嗽的肺阴亏，还是心烦、多梦的心阴亏，亦或五心烦热、眠中盗汗的肾阴亏，都有效果。

一小块滋养肺阴的梨，却调动和养护了人体一身之阴，这可是百年程氏送给所有阴亏患者的药引，在服滋阴中药时，晚上配合着做，会加强药效，事半功倍。

○ 胸之内——通畅调情志

我相信很多人对生气时候的感觉有切身体会。有句话叫作"肺气得都要炸了"，形容得十分好。生气的时候那种胸部憋闷、呼吸困难、胸胁肩背部酸胀的感觉，从中医的角度讲，应该是属于上焦问题。中医认为人的躯干胸腹腔可以被分为三个部分，称为"三焦"。其中胃的上口、膈肌以上的胸腔，是属于上焦。三焦是运行和输布气、津液的通道。当人生气的时候，上焦气的运行就被阻隔，被阻隔的气，就会郁闷在胸腔中，就会产生那种胸部闷胀、喘不过气的感觉。

正是因为人在生气的时候，尤其是在极度气愤的时候，胸部的感觉十分憋闷，所以我们在现实生活中，或者电视屏幕中，就会看到那些婆媳生气的时候，婆婆多在一边数落对方的不是，一边捶胸顿足，口中还含叨着"气死我了"。我们平常生气的时候，有时候也会不由自主的捶打胸部。如果仔细观察的话，我们捶胸顿足的时候所捶打的地方，就是位处两乳之间、胸骨上膻中穴的位置。

捶打这个地方，之所以能够缓解我们郁闷、痛苦所造成的心胸憋闷的感觉，主要有以下两个原因。

1 膻中穴是气会，可调节气机运行

通过捶打膻中穴，可以调节上焦运行、通畅气机的功能，使心胸中被阻塞的气能够顺畅地流通起来，使憋闷的感觉得到缓解。

2 膻中穴是募俞穴中的心包募穴

心包，从西医学来说只是心脏外边的一层包膜。而中医认为，在人体的各个脏腑之中，心是处于最高级的地位，称之为"君主"，也就是相当于古代的皇帝。中医的经典《黄帝内经》中说："心者，君主之官也，神明出焉。"这句话的意思就是说，心是人身体当中的君主，具有主宰全身生命活动的作用。这里的"神明"，不是指神仙的神明，而是指对人体的生命活动进行调节的各种无法言明的指令。在同一篇当中，还说到"膻中者，臣使之官，喜乐出焉"，这里的膻中，指的就是心包。

因为膻中穴处于心包的外边，并且是心包的募穴，所以在《黄帝内经》当中以"膻中"来代指心包。臣使之官的意思就是说，因为心是君主，所以心只管发号施令，而不去做具体的工作。那么君主发出来的指令要通过谁来传达、贯彻呢？那就是心包了。膻中，这个"臣使之官"，是具体负责精神情绪的，所以说"喜乐出焉"。

正是因为膻中穴是心包募穴，是气会，通过刺激调节膻中穴，可以调理气机，恢复气的正常运动状态，从而缓解因为不良情绪带来的不适，消除不良情绪对人体气机的影响。总之，当我们感觉情绪压抑，心胸憋闷的时候，通过捶打胸部，不仅可以达到疏胸理气，消除憋闷的感觉，还可以对压抑紧张的情绪进行调节。

> **注意**　需要提醒大家的是，膻中穴位置特殊，临近心脏，暴力捶打，不仅不能缓解胸闷症状，还可能引发更严重的不适感，所以强烈建议大家采用前面教的"舒气会"手法。

○ 心之外——急救缓心悸

说到膻中穴的作用，我真是印象深刻。

我原来的邻居是位脾气特别拗的老年人，有一次因为生气突然心口痛，一时找不到速效救心丸，眼看他呼吸越来越急促，我急中生智，就在他的膻中穴上使劲按压并快速摩擦，大概一两分钟，他慢慢缓过来了，休息一会儿就正常如初了。

这个按揉的方法，一看起来，似乎是和西医学的心肺复苏方法类似，都是在前胸胸骨的位置进行按压，都是治疗急性心脏病发作。但是，我们做的方法和理论基础是不一样的。

从中医的角度讲，我认为，心脏病发作的时候在前胸膻中穴的位置进行按揉，能够缓解心脏病急性发作，是因为膻中穴的位置在心、心包的外面，和心脏的解剖位置极为临近。

在心脏外边的膻中穴，作为臣使之官心包的募穴，除了负责调节情绪以外，对于心脏本身所发生的其他病变，同样负有调节的功能。因为心是君主，所以一旦发生什么疾病，比如说心慌、心悸等病证，不能够直接让君主去做什么，但我们可以通过对心的近臣——心包进行调节，皇帝病了，当大臣的还不应该着急么。所以可以通过心包的积极活动，来达到为君主祛除病邪的目的。

> **注意**　虽然说按揉膻中穴可以有效缓解心脏病的症状，但是它的急救速度、可靠性，还赶不上硝酸甘油等急救药品。所以一旦有病人心脏病发作，我们所要做的第一件事，不是按揉膻中穴，而是马上寻找硝酸甘油等急救药品，让患者含下，然后马上拨打120、999急救

电话，寻求专业急救医生的帮助，然后才是在等待的过程中按揉穴位进行急救。

TIPS　弹拨左侧极泉更有效

如果单独按揉膻中穴效果不是太好的话，我再给大家介绍另外一个更好的穴位，就是位于腋窝顶点的极泉穴。极泉是手少阴心经的穴位，而且是其经脉由躯体内部出于体表的第一个穴位，正常人体的姿势是直立而双手自然下垂，此种体位下，极泉不仅是心经的第一个穴位，而且是最靠近心的穴位，还是最高的穴位，于是古人就用"极泉"二字，也就是最高最旺盛的泉水之义来形象这个穴位的特殊作用。

程氏针灸　弹拨极泉急救法

急救的时候，可以抬起患者的左胳膊，施救者将食指和中指并拢（两指并拢力量加大一倍，也使手指部对穴位的刺激量加大一倍）伸入患者的左腋窝内，在腋窝的顶点处，用力向上顶，并来回横向拨动，患者会感觉到明显的酸麻感，并向肩背、胸等处放散，出现这种感觉后，患者心悸、心痛的症状多会快速缓解。

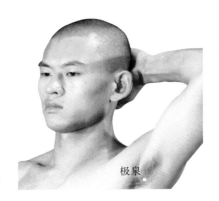

极泉

▲ 极泉：在腋窝中央，腋动脉搏动处

这种方法叫作"弹拨极泉",不过我要告诉大家一个特别的经验,就是左侧腋窝内的极泉穴治疗心脏病急性发作的效果,要比右侧的极泉穴好用,可能是左侧更加靠近心脏的原因。

○ 胃之上——调理通胃气

这些年,养生话题很受欢迎,很多企事业单位都邀请专家给自己的员工或客户做科普讲座,我也经常收到这样的邀请。在外面讲座和在学校里讲课很多地方是不同的,例如科普讲座过程中会有很多现场提问,而提的问题又多千奇百怪,没有丰富的临床知识做基础,再加上随机应变的"小聪明",还真应付不过来。另外,科普讲座中更讲究内容的吸引力,如果你不能三五分钟就调动一下听众,可能人家就没兴趣,离席而别了。

病案 一次,我应一个单位的邀请,去做一个关于穴位养生的讲座。在讲座中,我给他们介绍了我们前面讲到的"舒气会"膻中刺激方法,介绍完之后,很多人就随着开始做了起来,正在这时,我发现本来坐在前面第三排的一个听众,突然站起来转身离开了。我心里头咯噔一下,是我的讲座不吸引人吗?不过也许是去卫生间了吧。

过了几分钟,她回来了,又默默坐下,继续听我讲。讲座结束以后,她挤上来问我,刺激膻中的正确感觉是什么?是不是四个字——上下通气。

她总结得真好,正是这种感觉。她按我的方法自我按摩膻中穴,几分钟后不仅有打嗝的现象,气从上出的感觉,还感觉到肚子里咕噜噜地叫,要排气,但在讲座现场,需要顾及自己的形象,就急忙忍住,然后就急急地出去了,在外边解决完之后,这才回来继续听我讲课。

为什么按摩膻中穴能够有上下通气的感觉呢？

因为膻中穴位于胃的上方，上焦与中焦交界之处，是上焦呼吸之气与中焦脾胃之气会聚和通行的关键通道，所以通过刺激膻中穴，我们可以调理上焦与中焦的气机。

许多人在医院针刺按摩该穴后自觉腹内气体流动，胸部舒畅宽松，有的人还可听到肠鸣音。其实平时自己按揉就可以收到疏理气机的效果。我建议大家每天按前面教的方法坚持擦摩，便可达到《普济方》中所说的："气和志适，则喜乐由生。"

膻中穴的特别意义

○ 产后催乳，促进乳房发育，缓解乳腺增生

我有一个朋友，年纪不小，喜得贵子，那叫一个高兴，把能准备的都提前准备好了，甚至包括月嫂。他向我夸耀说："现在提倡母乳喂养，我得让我们家儿子吃饱母乳，我定了一个月嫂，据说是经过你们大学东直门医院职业技能培训学校培训的，会产后催乳的手法，有证！很贵的呀！""产后催乳师证"，我倒是第一次听说，不过产后的点穴推拿手法的确自古就有。

我听到他的夸耀时，他夫人刚刚生产，结果没过 1 周，我又接到了他的电话，说奶汁太少，不够孩子吃的。我就问他，说："你不是请了一个专门催乳的月嫂吗？"他说这个月嫂倒真的还是管了点用，经过催乳按摩之后，妻子的奶汁是增多了，不过也就比原来增多了一点，只够孩子一顿饭量的 1/3，其他的 2/3 还得靠奶粉来补充。不过不都说母乳喂养好嘛，所以还是想最好能有什么方法，彻底解决母乳不够的问题。

于是，我就把"膻中舒气会"的方法教给了他，不过光这一个方法不够，要配合乳房周围穴位的点揉，也就是在摩擦膻中之后，将双手除拇指以外

的四指张开，点按在胸骨两旁临近胸骨的肋间隙内，自上而下地点按、揉动肋间隙。而拇指则放在乳房外侧的肋间隙内配合点揉。如此，就可以疏通乳络，促进乳汁的分泌和排出。

3天之后，他又打来电话，说按我教他的方法点穴按摩之后，乳汁增加了一倍，很有效，够2/3啦！但还不满足，再教个方法，让孩子全吃母乳。

我说，那就只好把我们家传的秘技教给你啦！怎么做呢？

针程 产后缺乳刮痧法
灸氏

就是在背部，乳房的投影区与肩胛骨的交叉区内刮痧，左右交替，一侧一般1周刮一次。

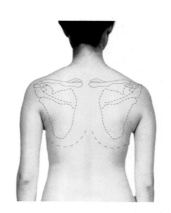

▲ 背部乳房投影区

我给他介绍完这个方法以后，又过了1个星期，他又给我打电话，高兴地告诉我："这次母乳增加的足够多了，完全能够让孩子吃饱啦，你教的方法真神奇，等儿子长大一定要成为你的学生。"结果干爹没当成，直接当"导师"啦！

为什么按摩膻中穴能够催乳呢？

这是因为，膻中穴位于两乳之间，是任脉的穴位。任脉起始于两肾之间的胞宫（也就是女性生殖系统的部位），管理人体生殖功能。刺激膻中穴，就可以通行任脉气血，从而刺激乳络而催乳。而从西医学角度上讲，这种对人体生殖功能的调节作用，就是对相关性激素的调节，促进其释放，或调节其平衡,当然还可以刺激乳腺的发育,用于女性的丰胸,以及缓解经前胸胀、乳痛的乳腺增生症状。

○ 增强人体免疫力,预防感冒等疾病

免疫力是西医学的词汇,中医里相对应的称为"正气"。有句话叫"正气存内,邪不可干",**也就是说人体内正气充足,则抵御外邪的能力就强,人体就不容易得病。**

现代研究发现,膻中处于胸部的正中胸骨上,而胸骨下纵隔内,有人体的大型淋巴免疫器官——胸腺。通过刺激膻中穴,可以间接对胸腺的功能进行调节,可促进机体细胞免疫活动。

身体素质差的人,正气不足,会经常感冒。在流感季节,为了避免频繁感冒,很多人就去医院打胸腺肽、球蛋白,来增强自己的免疫力,防止感冒上身。其实,通过按摩膻中穴,只要你能够坚持,每天做个五六次,一样可以刺激免疫器官的功能,加强自己的免疫力,避免外邪的入侵。

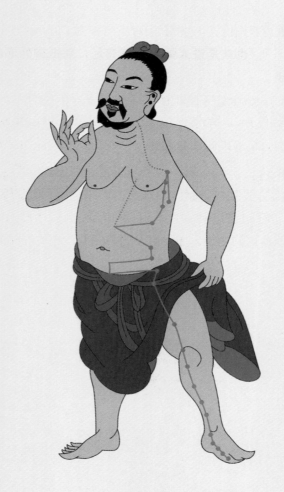

第四章

关 元

—助你长寿的
秘密之处

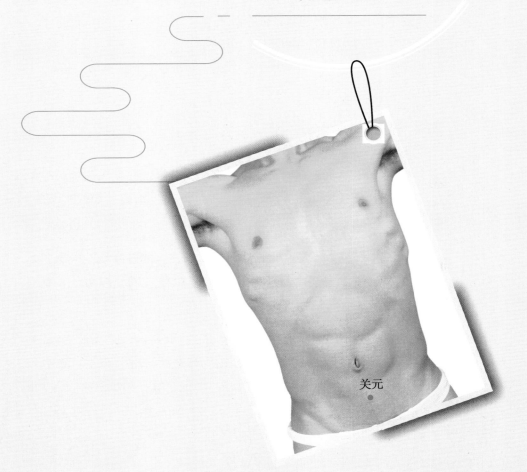

关元

长寿的梦想

我国古代，将人的自然寿命称为天年。天年，就是天赋的年寿，上天给予的寿命年限，民间对这个年限有一个俗称，叫作"阳寿"，也就是自然寿命。

换句话说，人的生命是有一定期限的。那正常情况下，人应该活到多少岁呢？

根据统计，我国男性的平均寿命为 71 岁，女性为 74 岁。而在已经连续几年排名世界平均寿命第一的日本，女性的平均寿命是 86 岁，男性是 79 岁。这一数字，还在不断刷新，就个体而言，百岁老人已经不稀奇了，甚至有记载的人类年龄极限已经超过了 120 岁。

人到底可以活多少岁呢？

目前世界上公认的有三种观点：

第一种	一种是以古希腊哲学家亚里士多德为代表的，认为人的极限年龄和其生长期或成熟期有关，寿命应当为其生长期的 5~7 倍，以 18~20 岁的生长期为计算依据，人类可以活到 100~140 岁。
第二种	第二种是日本科学家经长期研究得出，人的寿命和性成熟期之间有着生物学规律，前者是后者的 10 倍左右，以 10~15 岁的性成熟期计算，可达到 108~145 岁。
第三种	而第三种是美国科学家海尔·弗利克于 1961 年提出的，他认为人的细胞分裂到 50 次时就会出现衰老和死亡。而正常细胞分裂的周期大约是 2.4 年左右 / 次。照此计算，人的寿命应为 120 岁左右。

这最后一种观点，被许多专家普遍认可。而这一认识，却早已记载在中国传统医学著作中。此时，你一定会问这个问题：为什么我们活不到120岁呢？

原因很简单，我们没有呵护好生命根本的原动力，我们禀受于先天，与生俱来的原始之气，我们身体里的元阴元阳——元气。

我们每天都在消耗自己先天贮备的元气，或用于生长发育，或用于生殖繁衍；或忙于应付工作的艰辛，或疲于感受生活的酸甜。直到我们老了，有时间了，有感觉了，才突然发现，身体功能一天天地老去，精神状态一天天地不如从前，才想起呵护已经少得可怜的元气，却又找不到正确的方法……

下面的内容，能否让你活到120岁，我不敢保证，但至少可以帮助你健康地、有质量地活着，实现颐养天年、寿活百岁的梦想。

长寿的故事

话说南宋绍兴年间，有个士兵姓王名超，是山西太原人。

这个王超，从小有过异遇，受过山中异人指点，习过保养之术，并且练就一身武艺，身手颇为矫健，本应该在军中建功立业，却不想心术不正，又赶上裁军，流落到民间。

他心想，哪一行来钱快又自由呢？就是强盗！他还不做一般的强盗，而是独行大盗，到处为非作恶，屡屡得手，官府怎么也抓不到他。为什么呢？不仅因为他身手敏捷，能够以一挡十，更主要的是他一听到风声不对，就"遁入山林，数月不出，不畏寒暑，累日不饥"，也就是躲入深山老林之内，几个月也不出来，衣衫单薄也不怕，几日不吃也不饿。结果，一直到他90岁时，还精神矍铄，面色丰润，不现老状，使湖南岳阳一带居民多年来深受其害。这官府的官儿都换了若干任了，可黑名单头一名始终还是他老人家。

终于有一天，官府设计，90多岁的王超被擒获，判了斩立决。临刑前，监斩官见他身体健壮，异于常人，心想他一定有特别的养生之术，就凑上前去，说："兄弟，噢不对，大爷，噢还不对，老爷子啊！"这监斩官为了套王超的仙术，不惜连换了3个称谓，一个比一个尊敬，不过话说回来，王超此时的年龄也的确够这监斩官爷爷辈儿了。

监斩官让王超把养生秘法在临刑之前告诉他，这个王超也很乖巧，答曰："我这一切，全凭艾火之助！"自言他之所以能够不畏寒暑，不怕饥饿，全靠在夏秋之交，以艾火烧灼小腹部的一个特殊穴位——千炷。久而久之，肚脐下小腹处，像有一个小火炉一样暖和，在冬日中这里更像一个小太阳一样，暖暖地发热。

监斩官并不信他，遂命人将其处死，并令人剖开其腹部温暖处，发现一块非肉非骨，凝然如石状物，就是像肉又有点硬，像骨又有些软的东西，放置良久，仍然微微发热，才确实相信王超所言不虚，这个东西是其用艾火年年烧灼所成，是元气会聚、凝炼而成，就是内丹。

相信，如果不是王超为非作歹，被强行处死，凭他90岁的身体状态，活到120岁应该不是句空话。

那么，王超用艾草烧灼的肚脐以下小腹部的穴位是哪个呢？

这个穴位就是关元。

助你长寿的穴位

◇ 关元释义

元，指元气，即禀受于先天的原始之气，为人体的元阴元阳。关，则有关注、关藏的意思。关元是静坐养气者特别"关注"的地方，是养生家聚气凝神之所，在呼吸间将精气"关藏"于此，从而长养元气，亦即老子所谓"玄之又玄，众妙之门"也，所以在古代这个穴位被叫作"玄关"，或"下玄关"。

既然是"玄而又玄"的地方，当然不能为普通人知晓。于是故意颠倒着读，就成了"关玄"，古时"玄"又与"元"通，于是"玄关"就成了"关元"。

而追元字之本义，乃本也，原也，端也，至大也，至始也。《易经》曰乾元，指乾之全体；坤元，指坤之全体。再考关之本义，门也，又出入之孔道也。所以关元被认为是人体元阴、元阳交关之所，即先天的气海。

○ 关乎元气的丹田

说关元，也许你很陌生，但如果提到"丹田"二字，你就不陌生了。

丹田，是内丹家借以锻炼人体精、气、神以成丹的处所，因其有农田般的生产意义，有使人获得金丹一样的效果而得名。道家养生者说，人体中有三块最好的田，除此之外，其余皆是不毛之地。这三块田即上丹田、

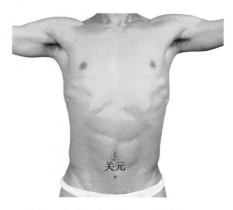

▲ 关元：在腹正中线上，肚脐中央向下3寸处（四指并拢，放于脐下，离脐四指宽为3寸，简称一夫法）

中丹田与下丹田。上丹田在两眉间之印堂，中丹田在两乳间之膻中，下丹田则为腹部之关元。一般所说的丹田，就专指下丹田而言。

守养元气，从下丹田（关元）开始。因为这个部位靠近肾脏，元气由元精炼化而成，而人的先天元气又藏于肾。说得更直接一些，关元这个穴位，非常重要，因为它关系到人体元气的盛衰！

怎么找到"关元"这个穴位呢？

生活中更为简单形象的描述是：**关元在肚脐眼儿下一巴掌**。这里必须要强调是肚脐眼儿，而不是肚脐，因为肚脐有一定范围和面积，眼儿则特指其中心的那个点，从这里往下3寸才准确。而一巴掌则指的是四指并拢的宽度。

○ 一源而三歧

关元，是任脉上的穴位。任脉，为阴脉之海，管理着人体的阴经。它起于肾下胞中，胞中指内生殖器，明代张介宾在《类经》里这样解释胞中："在女子乃孕育胎儿之所，在男子当藏精之所。"即女性为胞宫，男性为精宫。这里正处于两肾之下，是人体元气的根本，生长生殖的关键，关元正对应于此，可见其作用之关键。

不光任脉始于肾下胞中，还有两条奇经始于此关键部位，一条是管理着人体阳经的督脉，为阳脉之海；一条是管理着人体十二经脉的冲脉，为十二经脉之海。三条重要的经脉均起始

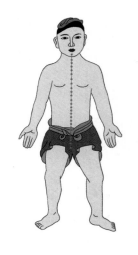

▲ 任脉

于元气所根的地方，同出于前阴与后阴之间的会阴穴，而分开异行，称为"一源而三歧"。

关元，可守养人体元气，元气充盈，则人体阴经、阳经，乃至全身经脉都可以得到滋养而功能旺盛，延年益寿自然不在话下。

助你长寿的方法

○ 篝火晚会中的启示

"这一切全凭艾火之助"，那么什么是艾火呢？

也就是针灸的灸法。简单地说，灸是用艾绒或其他药物放置在体表的穴位部位上烧灼、温熨，借灸火的温和热力以及药物的作用，通过经络的传导，起到温通气血，扶正祛邪，达到治疗疾病和预防保健目的的一种外治方法。

灸法的应用是在人类发明用火之后开始的，来源于我国北方以畜牧为生的民族。设想一下当时的情况，人们以天为被，以地为床，天天晚上围着篝火吃着烧烤的肉类。在寒风中裸露着肌肤，吃着半生不熟还不太干净的食物的日子可不那么容易过。受寒引起的关节疼痛，消化不良引起的胃中隐隐作痛，这些寒性病痛困扰着我们的祖先。然而，在烤火取暖的时候，这些症状会有所缓解，偶尔被火烧灼到时，有些症状会大为缓解甚至消除，于是，有人用兽皮包裹起篝火旁被烤热的石块，放在身体不适的部位上熨烫。于是，灸法就出现了。最早可能采用树枝、柴草取火熏、熨、灼、烫以消除病痛，以后才逐渐选用艾为主

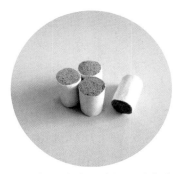

▲ 艾柱：艾叶经过加工形成金黄色、柔软如茸、无细梗等杂质的艾绒，取一定量艾绒揲成圆锥状，称为"艾炷"

要灸料。

艾，自古以来就在我国广大的土地上到处生长，其气味芳香，可驱蚊避瘴，例如民间端午节的习俗就有"悬菖蒲、挂艾叶"的说法。艾草性温易燃，且火力缓和，没有明火，于是便取代一般的树枝燃料，成为灸法的最好材料。中医认为艾之药性属辛苦温，归肝、脾、肾经，主要功效是温经止血、散寒调经、安胎。使用艾炷的数量计量单位为"壮"。灸时，将一壮艾绒放于穴位上并点燃，热力逐渐渗透至穴位内，待快燃尽时再更换新的艾绒。

这里需要说明的是，古代的"一壮"可比现在的一壮要大得多，现代多为指甲大小的艾炷，而古代则多为鸡蛋大小，可见古人用灸注重灸量，也就是灸的刺激量。

（一）艾火烧灼的方法

在古代，多自制艾炷置于穴区皮肤上烧灼，这样的方法不但麻烦，也容易烫伤皮肤，虽然有时候烫伤也是很必要的（在某些穴位可以采用烫伤皮肤使其化脓的方法叫瘢痕灸）。

在现代，灸法不断被改良，出现了加工过的艾条。艾条，就是将艾绒用纸包裹，制作成圆柱状，就像一根粗粗的香烟，一般的药店都有销售，价格很便宜。一般分清艾条和药艾条，买清（或纯）艾条就可以了，捏上去要结实，就像买香烟时捏捏看烟草压得紧不紧、实不实一样，因为过松的艾绒，在燃烧时很容易脱落，而烫伤皮肤。

> 温和灸
>
> 将艾条外包装纸去掉，点燃一端，对准施灸部位进行薰灸或灼烫，例如手执一根点燃的艾条，燃烧端对准下腹部的关元穴，然后慢慢靠近，慢慢靠近，再慢慢靠近。当距离皮肤约 2cm 左右时，一定要停！如果不停，皮肤汗毛会被烧伤。要知道，关元穴我们一般不用直接烫伤皮肤的瘢痕灸。

用不了两分钟，你就会感觉到下腹部关元穴附近的皮肤开始发热，进而发红，再进而发烫，此时再坚持就起疱啦，要用一些特殊的手法，下面介绍两种常用的手法。

雀啄灸　施灸时，将艾条点燃的一端，对准关元穴皮肤一上一下，就像麻雀啄食一样地施灸。

回旋灸　艾条点燃的一端与关元穴的皮肤保持一定的距离，然后将点燃的艾条均匀地向左右方向移动，或反复旋转进行灸治。

（二）灸的时间长短与感觉

TIPS　灸多长时间呢？

其实因人而异，因病而异。基本上是这样的规律：年龄越大、慢性病的病史越长、体质越虚弱，每次灸关元的时间就可以长一些，但一般一次不超过我们买到的艾条的一半长。也就是说，一半艾条的灸量，相当于古代所说的一壮。

或者，以灸后的感觉为度量标准。局部温热，只是艾灸关元刚开始的感觉，很容易出现，几乎艾条一放到穴位附近，这种感觉就出现了。两三分钟后，关元局部会出现皮肤发红、进而发烫的感觉。此时稍稍移开，或来回旋转，可维持灸的温和刺激，待坚持至5~10分钟，热力就开始向关元穴内，即小腹内渗透，再坚持5~10分钟，这种由外而内的热力，就变成了一种由内而外发散的热力，并向全身慢慢放散。

我一直无法准确描述这种感觉，直到我的一位患者这样告诉我："我按您教的方法，持续温和灸关元穴，大约 15 分钟后，感觉到下腹里面越来越温热，并且这种热会逐渐向四周放散，甚至会漫射到全身的每一个毛孔，这种感觉就像寒冷的冬日，天气晴朗，阳光直射入阳台，照射在仰面躺着的猫的肚子上，伸手一摸。"原来是"暖洋洋"的感觉。

（三）灸关元的最佳时机

前面故事中，王超灸的时间是在"夏秋之交"，这里有个时间点就是秋分。

中医强调，人与自然相统一，人体的阴阳变化要适应自然界四时阴阳的变化规律，不能违背。一年之中，自然界的阴与阳是交替升降，交替处于主导地位，人体的阴阳也在跟随或重复着这一过程。

一年之计在于春，春天是阳气升发的季节，自春分始，阳气渐盛，阴气渐弱，此时养生要注意激发身体内的阳气，促使其从冬眠中醒来，并逐渐旺盛起来，发挥它的生理作用，这就是"春夏养阳"的道理。所以，初春季节里最简单的一个养生方法，就是找一个空旷的、空气清新的，最关键的是能够晒到日光的地方散步，让身体特别是属阳的背部，感觉到日光，也感受到自然界的阳气生发，从而不断提升自身阳气。

一天之中几点散步最好呢？"一日之计在于晨"，当然是早晨，不过在八九点钟比较合适，初升的太阳才能对应着阳气的升发，不是有句话形容"青少年，就像早上八九点钟的太阳"么！

过了夏至，自然界的阳气就渐衰，阴气就渐盛，至于秋分那天，阴阳的主导地位转换，阴气重新获得了主导权，此时阳气沉伏，人体就像冬季一样，逐渐进入了封藏的时候，阳气要深藏起来，要凝聚起来，不要被外界的寒冷所损伤耗散。所以，此时正是收敛阳气、培补元气的最佳时节。

灸关元的最佳时机，就是秋分的时候，即自秋分开始，每天上午灸一壮（半根），下午灸一壮（半根），一天就是一根。

TIPS **连续灸多长时间呢?**

从秋分到春分。

前面讲到王超的故事,记载在《扁鹊心书》中,书中在这则故事之后还有这样的记载:"人至三十,可三年一灸,脐下三百壮;五十,可二年一灸,脐下三百壮;六十,可一年一灸,脐下三百壮……"就是说,人到 30 岁,应该每 3 年灸关元穴 300 壮;人到 50 岁,应该每 2 年灸关元穴 300 壮;人到 60 岁,应该每年灸关元穴 300 壮。

300 壮啊。如果半根艾条算 1 壮的话,300 壮,就是 150 根艾条,秋冬季节总共用灸的时间也就是 150 天,恰恰是从秋分到春分之间的时间段,也是人体阳气容易虚浮受损,需要凝炼培补的特殊时间。

此时用灸,事半功倍。不过,也不必拘泥于 300 壮的说法,还是那句话,具体的灸量根据病情、体质等因素灵活调整。

○ 培补元气的终极效果

如书中这样按时按量灸关元就会长寿了吗?

如果用 4 个字来概括灸关元的神奇作用的话,你会用哪四个字呢?延年益寿?寿享天年?百病不侵?

记得有一次我在讲座中,也问了同样的问题,一位穿着打扮入时的中年女性抢着回答:"返老还童!"我哈哈大笑,笑她太过贪心,永葆青春还不够,还想回到从前的时光,要知道衰老是不可避免的,能延缓它的脚步就已经非常不容易了。那到底用哪四个字来形容呢?

《扁鹊心书》里是:"长生不老!"更奢侈的想法,不过也从一个侧面再次说明了关元的重要作用和意义。

○ 再好的方法也有不合适的人

病案

记得一次初冬季节，在电视上讲过这个方法后，收视率颇高，方法简单，易学好用，自然很受欢迎，特别是老年朋友们，但相信他们一定也有很多问题想问我。

一天晚上，我到商场买东西，正上电梯，突然被一个人一把拉住："程博士，你说的那个灸关元的方法，你看我能用吗？"定睛一看，原来是位50多岁的阿姨，一脸期盼的眼神，同时很抢目地在其右侧眉头长着一个向外突出的肉瘤。

要知道，灸法属于温热的刺激，一般体内有炎症，或是肿瘤患者，多不建议用灸，于是我就问她眉头的问题有多久时间了，是否现在还红肿疼痛。在得知已经长了很多年，并且没有肿痛感觉后，就嘱咐她放心使用这个方法。

世间万物，有利必有弊，有适合的人，当然就有不适合的人。

注意

除了炎症或肿瘤患者不宜灸之外，腹部刚刚做完手术伤口未愈合者、正在发热期，以及未成年的儿童，都不适合用此方法。特别需要说明的是儿童，孩子正处于快速生长发育期，用中医的话形容就是"稚阳之体"，特别容易出现积滞生热或高热的情况，并且绝大多数儿童元气充足，此时需要的是后天调养，所以忌过度

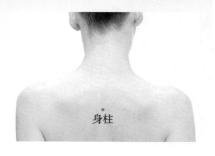

▲ 身柱

温补，一般只在颈后督脉大椎穴下两椎，也就是第 3 胸椎棘突下的身柱穴上用较温和的方法灸，起到促进生长发育的作用。

摩灸皆补益

前面我介绍了灸关元的方法，特别适合于老年人养生，但也有人会有一些操作方面的问题。

○ 问题一：灸烟很呛人

曾经有老年人问过我这样一个问题：灸关元是躺着灸好，还是站着灸好？

姿势其实并无所谓，不过如果是手拿艾条来灸的话，还是躺着为妙。为什么呢？你想啊，站着的时候，灸烟自下而上升腾起来，正好呛到鼻子里，就算好闻，也不舒服啊。

躺着灸也有问题，有些人报怨会弄得一屋子灸烟，有一股中草药的味道。这种味道，有人喜欢，有人不喜欢，比如我就非常喜欢，通经活络，强身健体，你看我们针灸医生天天在治疗室里，弄得一身艾草味道，不仅预防感冒，夏天的时候还"蚊子不叮、臭虫不咬"的，甚至"非典"时我们还骄傲地自夸：针灸医生天天闻灸烟而没有一例患病。

但是，毕竟有人不喜欢，而且有的家里装修好好的，弄得一屋子味道，也是问题。那么推荐给大家两个解决方法吧。

方法一：用无烟艾条

所谓无烟艾条，就是经过碳化处理的艾条。比普通草艾要精巧一些，

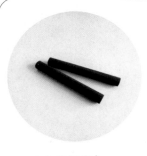

黑黑的，硬硬的，初燃时不易点着，点着后燃烧的一端颜色发灰白，几乎没有烟，就像没烧着一样，不过温度可一点不比普通草艾差。只是没有了灸烟，疗效似乎差了点，不过影响也不大。当然，价格略贵一些。

▲ 无烟艾条

方法二：用温灸器

所谓温灸器，就是做成圆形或长方形的灸盒，上面有盖子，里面有铁网，下面有针孔，将艾绒或剪成段的艾条点燃后放于盒内铁网上，盖上盖子，温热感通过其下的针孔传递到穴区皮肤上，而灸烟则被阻隔在灸盒内。

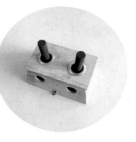

虽然这类温灸器会在底部配上一个橡胶的托儿，以免烫伤皮肤，但我觉得不够好用，往往是离穴位太远或太近，不好调整和控制。不如用最简单的方法，也就是在灸器下垫一两层透气的棉布，方便而实用。

▲ 温灸器

○ 问题二：没有条件用灸

灸关元，还要什么条件？

当然有，例如由于要暴露腹部，所以要做好房间内的保暖，避免受风感冒的事情发生。不过这种条件容易满足，不好满足的是时间问题，你想啊，上午 1 壮，下午 1 壮，对上班族来说可是件奢侈的事，总不能在办公室里露出肚皮来灸，并且让满办公室的同事陪着闻灸烟吧。再说就算大家同意，楼内的消防报警器还不同意呢！

没关系，我有办法，不能用灸，还可以用手来摩嘛！介绍一个摩关元的方法，专门送给工作比较忙，没时间用灸的朋友们吧。

针程氏灸　摩关元

第一步　双手相对，搓热掌心，掌心中有手厥阴心包经的劳宫穴，搓热是对五脏之首——心的刺激。

第二步　将搓热的掌心放在关元穴上，使关元穴感受到温热的刺激，会很舒服。

第三步　将手掌掌心（劳宫穴）附着在关元穴上，以腕关节为中心连同前臂作节律性的环旋运动。

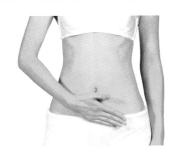

▲ 摩关元

注意事项

① 操作时肘关节自然屈曲，腕部放松。

② 着力面应向顺时针方向，沿圆形轨迹回旋运行，周而复始。顺时针摩为补益之法。

③ 摩法的动作要缓和而协调，正常频率一般120次/分钟左右，摩关元时动作可再缓和一些，保持频率80~90次/分钟为宜。力量轻、频率慢称为缓摩，亦有补益的作用。

④ 每次操作时间应不少于5分钟，以关元穴局部有温热感，并持续向腹内渗透为度，有补益先天元气的作用。

关元的特别意义

○ 交通先后天

关元，除了关系到人体元气之外，还是足三阴经与任脉相互联系的关键部位，也就是足厥阴肝经、足太阴脾经和足少阴肾经这三条经脉在关元这个特殊的穴位上，与任脉的气血相互交通在一起。

那么，这三条经脉有什么特殊呢？

足三阴经三条经脉分别联属着五脏之肝、脾、肾，换言之，肝、脾、肾这三脏的脏腑精气通过足三阴经向外传递和发挥着。其中，肾藏先天之精，主人体生长发育，为先天之本；脾为气血生化之源，主管运化，是后天之本；而肝一方面主疏泄，可调畅气机，使脏腑功能得到气的推动，另外一方面又藏血，因"精血同源"，而与主藏精的肾合称为先天之本。这三条经脉循行在人体下肢的内侧面，由下向上，在下腹部关元穴处，与任脉交汇在一起，《针灸资生经》谓："关元在脐下三寸。小肠之募。足太阴、少阴、厥阴三阴任脉之会。"而人体先天、后天的功能也就统于关元一穴，也许这才是关元的关键所在吧。

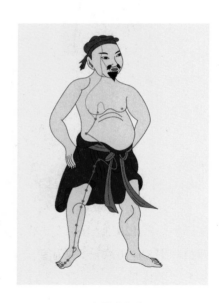

▲ 足厥阴肝经

○ 统一身之阴

关元所在的任脉，有个称号，叫作阴脉之海，指任脉统领着人体所有的阴经，总任诸阴。人体腹为阴，背为阳，阴为柔，阳为刚，当我们突然受到外力伤害时，很自然的一个姿势就是蜷缩起来，保护好位于腹阴的内脏，而把背阳裸露朝外，阳有向上、保护、抵抗的作用，可以使伤害减低。任脉恰恰就循行在人体腹正中线上，足三阴经交会任脉于关元，之后继续向上交接于手三阴经，故六阴经均与任脉直接或间接交汇，因此任脉就具有了总任全身阴经之经气的作用，而关元就成为调节人体阴经经气最重要的一个穴位。

因此，灸关元可以补人体一身之阴。中医有句话叫作"年过四十，则阴气自半……"口干易渴、皮肤干燥、发质干枯、烦躁易怒、月经量少、面色晦暗等问题，是很多中年女性面临的衰老困惑，于是乌鸡白凤丸长吃着，六味地黄丸不离手，却不知灸补之法，滋一身之阴，可以从根本上延缓衰老的进程。看似简单的方法，只要坚持就会有意想不到的效果。

一次，一个 38 岁的女性患者这样问我："您说真是奇怪，我以往皮肤非常好，从来不长青春痘，甚至青春期时都没长过，怎么 30 多岁了，孩子也生过了，脸上倒长起痘来了？"

女性内分泌失调问题，是我的一个临床研究方向，所以像这种情况的人我见多了，我马上反问她："是不是大多长在下颌部位上？还与月经周期有点关系？"不想一问就说中。下颌长痘，在我看来不是简单的皮肤问题，而是女性内分泌的晴雨表，这个年龄的女性，雌激素下降大约 30%，造成了体内雄激素相对过亢，刺激毛囊炎症而长痘。雌激素属阴，雄激素属阳，不正好与"年过四十，则阴气自半……"相应吗？

我给这个患者做了如上的解释，结果她又追问了一个问题："那为什么长在下颏呢？"这就和任脉的走行路线有关了，任脉通连六条阴经，蓄积阴血，起于胞宫，自下而上沿人体腹面正中线上行，恰恰终止于下颏部的承浆穴，经脉终末穴位往往可以反映整条经脉的状态或问题，而此时人体的状态是"阴亏于下，而阳充于上"，于是下颏痤疮就此起彼伏了。

那怎么解决呢？下面就给大家介绍一下程氏针灸独创的女性内分泌保养灸法。

针程氏灸 女性内分泌保养灸法

很简单，就是灸关元穴！女性年过 35 岁，一定要开始每年灸关元，灸量因个人体质而异，如果以抗衰老保健为目的的话，可隔日一灸，20 次为 1 个疗程。或者在秋冬季节的每月月经前 1 周，坚持每天灸半根艾条，也可以起到相同的效果。

关元得温，阴气自盛，阳气有根，则下颏症状立除。

○ 主女性生殖

任脉还有一个称号叫作"任主胞胎"，任者，妊也，指任脉与女性月经及孕育胎儿密切相关，而这一女性特有的生殖功能离不开血，血又离不开足三阴经所联系的肝、脾、肾三脏功能。脾不仅化生气血，还有统血的作用，肝主藏血，肾主生殖，三脏功能皆汇聚于关元一穴，使关元对女性的经带胎产过程，有重要的调节意义。

现在女性生育的年龄是一推再推，年近 40 才要第一胎的已经不在少数，加上工作压力大，生活不节制，月经周期往往也不规律，这些准妈妈们最担心的问题就是怀不上，怀上了又担心胎儿体质差，先天不足，于是纷纷在孕前调养或做针对性的治疗。

调理月经周期，增强卵巢与子宫的生殖能力，乃至治疗不孕，都离不开血，也就离不开肝、脾、肾三脏功能，以及与三脏密切相联的足三阴经。刚开始治疗这类问题时，我就是以这三条经脉上的穴位为主，处方针灸的，效果有好有坏，并不稳定。

曾经爷爷在世时，借一个机会，我去问爷爷，因为我知道爷爷对妇科疾病的治疗方法很擅长，谁知爷爷只在我的处方中增加了一个穴，而且是主穴，那就是关元。"你想想，足三阴经从足自下向上走向胸腹部，而在关元穴处与任脉会合在一起，任脉又起始于胞宫，主管人体的生殖功能，如果你在针灸时不打开这个足三阴经与任脉的特别通道，那疗效就会差很多呢！这里一刺激，'一穴通，诸阴通，则百脉通'。"

听了爷爷的话，顿觉茅塞顿开，按此法使用，屡屡奏出奇效。

朋友之前介绍了一位 36 岁的女患者，一直怀不上孩子，检查也都做了，均正常，希望中医帮忙。功能性不孕，正是针灸的适应证。于是我从小腿部位上的三阴交穴入手针刺，这个穴位是肝、脾、肾三条经脉汇聚之所，再配上脐下 3 寸的关元用灸，针与灸配，足三阴经交会穴三阴交与通于任脉的关元配，作用相得益彰。

她问我，多长时间可以有效，我跟她说一般简单情况也要 2~3 个月经周期的调养，所以给他开了 1 周两次的治疗量，共 10 次。没想到 10 次还没扎完，好消息传来，她要当妈妈啦！

爷爷治疗妇科疾病用关元的临床经验，让我也做了回"送子观音"，真是不能小窥了这个穴位啊！建议想当妈妈的女性朋友们，不管你是不是大龄初孕，只要你想给孩子第一张温暖的床，给自己一个轻松孕育胎儿的内环境，也给自己未来找回健康与美丽的信心，就应该在孕前采用灸关元的方法，保养一段时间，一般隔日一灸，20 次为预防保健的常规疗程，之后你会发现很多其他症状都在不知不觉间慢慢消失了。

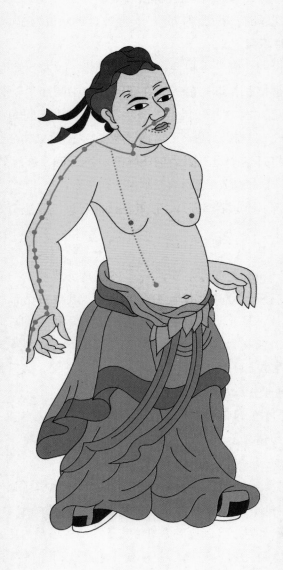

第五章

中脘

——先天不足
后天补

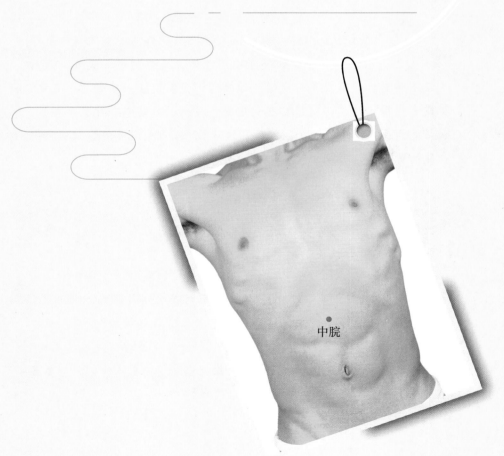

中脘

人身自有大药

我做健康科普讲座已经很多年了，与很多人不同的是，我喜欢听众在讲座过程中现场提问，把他们关心或困惑的问题提出来，我想办法帮他们解答。一方面可以增加互动的环节，使现场很活跃，大家听着不累，另一方面也可以在很短的时间内解决一些实际问题。

病案　　在一次给外企人事经理俱乐部会员的讲座中，一个听众向我描述了她的症状："我经常感到胃疼、肚子胀，肚子侧面还胀疼胀疼的，还老打嗝，嗳气，饭后特别明显，弄得我不想吃饭。如果哪天跟朋友在一块喝了一点酒，或者吃得太辣了，就越发感觉难受。我一般就是吃一片雷尼替丁，虽然能够很快缓解症状，但都好的时间不长。有什么好办法能治好我的胃吗？"

"你平时脾气有点急吧？"我问到。

"何止有点，是非常急啊，您可不知道现在管人有多难，天天被这些破事儿烦着，心情可不好呢！"她说着说着语速就不自觉地变快了。

简单地分析她所出现的问题，不难发现她既有脾胃功能下降的问题，也有肝气郁滞不畅的问题，而且两者间还多有关联，肝气不舒为因，脾胃不运为果，这在中医里叫作"肝气乘脾"，治疗起来并不难，一方面健脾，一方面疏肝，不过要让她理解发病的原因，并有意识地改变自我生活习惯，祛除产生症状的根本病因，却要费点神了。于是，我先给她讲了一个故事。

这是我在明朝名医徐春甫编撰的《古今医统大全》上看到的一则医案：讲的是一位大官的夫人得胃病的事。古代当官的为宦，有钱有势，多是三妻四妾，这位夫人的老公也是一样，娶了四五位小老婆。这些女人在一起每天就是争风吃醋，想方设法获取老爷的宠爱，由此想多得到一些钱物，自己存点私房钱。这位夫人作为大老婆，又作为他们家老婆团队的管理人员，就得整天调理纠纷、协调关系，还得防着哪天有人谋权篡位，你说这心情好得了吗？

结果这点家里的闷气，还真影响到了她的健康。你想，刚埋怨老爷又偏心眼儿袒护了一个小老婆，生着气，能吃下饭去嘛。结果该吃的时候吃不下去，没到饭点又饿了，反正家里有仆人，想吃就做，想什么吃什么，好吃就吃个够，食无定时，食无定量，美味都变成了祸根，时间一长病就来了。

她的症状主要是胸腹部胀满不舒服，胃胀、侧腹也胀，没有食欲，一天只能吃一顿饭，感觉两胁的部位刺痛。脉象表现为弦而细。这是肝脾不和的表现，中医将五行与五脏相应，肝属木，脾属土，肝木克脾土，也就是说肝调控气机的所谓"疏泄"功能对脾胃的消化功能来说是一种管理和控制，但如果肝气郁滞或过旺，造成对脾的管理作用太强，就像现在一些家长管理孩子一样，什么都不让孩子做，这也小心那也小心，结果时间长了孩子反而什么都不敢做、什么都不会做一样，日久脾的运化能力也自然而然下降了，也就是被肝克制住了。

脾的作用就像传送带，把胃所消化的食物营养运输到全身各部加以利用，肝脾之气郁结，阳气受到损伤，导致脾胃功能下降，失于运化，则消化完的营养不被运输，反而堆积阻滞经脉，与郁结的肝气一起，导致胀满不舒、两胁刺痛，而这两胁部恰恰是肝经经过的部位。

所以，分析起来这位夫人有两方面的问题，一方面是脾胃功能下降，运化失常，一方面是肝气郁滞，经脉不畅。怎么治疗的呢？

医生给这位夫人先用艾叶灸中脘穴，使脾胃的阳气能够得到振奋，运化功能能够正常发挥。然后再辅以汤药——木香顺气汤，使瘀积的肝气得到消散，很快病就好了。

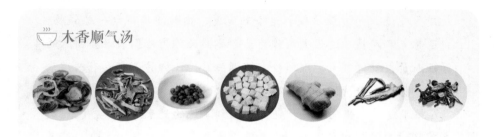

木香顺气汤

组成

木香 0.9g，厚朴（姜制）1.2g，青皮、陈皮、益智仁、茯苓、泽泻、干姜、半夏、吴茱萸各 0.6g，当归1.5g，升麻、柴胡各 0.3g，草豆蔻、苍术各 0.9g。

方解

木香、厚朴、青皮、陈皮，能够行气疏肝解郁。草蔻、益智，能够芳香醒脾，开胃。苍术、半夏，药性干燥，能够除湿。干姜、吴萸，性质温热，能散寒。茯苓、泽泻，味淡，能够淡渗祛湿。升麻、柴胡，能够升阳运脾。

○ 穴位组成的木香顺气汤

在这个医案当中，这位郎中采用的办法是用中脘穴来健脾开胃，然后用木香顺气汤来辅助疏肝行气，健脾开胃燥湿。

我就在想，这位郎中给患者用的是针灸加汤药的方法来治疗的，能不能完全不用汤药，全部用穴位来治疗，而且可以现场教给大家，回去就可以自我治疗呢？要知道人体上的穴位就是与生俱来、自备的药物一样，正确使用同样可以发挥神奇的作用。

我的爷爷由于是先学的大方脉（以药物为主治疗疾病），再后来转到针灸上来的，所以对于中药药性和穴位穴性的认识都很深入，认为经络穴位的主治功效能够和中药相对应起来，主张"用穴如用药"，爷爷曾总结了很多的穴位的主治功效，并且把这些穴位和功效相近的中药做了类比。

针程氏灸 穴位木香顺气汤

下面这几个穴位配合起来的作用就相当于木香顺气汤。

章门、期门、京门、腹哀、日月。

这几个穴位，章门、期门属于足厥阴肝经，京门、日月属于足少阳胆经，腹哀属于足太阴脾经，木香顺气汤的功效是疏肝、健脾、开胃，而这几个分别位于肝经、胆经、脾经的穴位，也同样能够达到疏肝健脾开胃的效果。

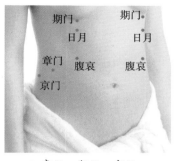

▲ 章门、期门、京门、腹哀、日月

○ 穴位木香顺气汤的操作法

知道了这几个穴位，什么样的方法能够同时刺激到这些穴位呢？也就类似于中药方剂的煎煮法一样，如下。

— 摩中脘（作用等同于在中脘用灸）—

将手掌掌心（劳宫穴）附着在中脘穴上，以腕关节为中心连同前臂作节律性的环旋运动。

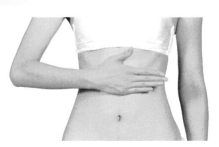

1 操作时肘关节自然屈曲，腕部放松。

2 着力面应向顺时针方向，沿圆形轨迹回旋运行，周而复始，同时要适当扩大按摩的范围，争取能够覆盖胃的全部范围。顺时

针摩为补益之法。

3 摩法的动作要缓和而协调，正常频率一般每分钟 120 次左右，摩中脘时动作可再缓和一些，保持频率 80~90 次 / 分钟为宜。力量轻、频率慢称为缓摩，亦有补益的作用。

4 每次操作时间应不少于 5 分钟，以中脘穴局部有温热感，并持续向腹内渗透为度，有补益后天之气的作用。

用手来喝汤

掐腰，然后，用双手手掌分别沿着两侧肋骨走行的方向，从侧胸、后背部向前下方推摩，这样如此反复推摩 5~10 分钟，可以有效刺激从这个部位循行经过的肝经、胆经、脾经和带脉等经络，就可以起到和木香顺气汤一样的行气疏肝解郁、健脾开胃渗湿的作用。

解决各种消化问题的"万能胃药"

穴性虽如药性，但也有很大不同。有句话，叫作"是药三分毒"，这个毒当然指部分药物的毒副作用，但更多情况下是指错用药物后对人体的伤害，因为任何药物都有它的适应范围，即对应人体的疾病状态。

穴位相对来讲就安全得多。虽然不同的刺激方式、刺激量也会激发出穴位的不同作用，而用于调节人体不同的疾病状态，但很多情况下穴位的作用变化是因病而异、自我调节的，我们把它称为双向良性调节作用，例如腹部肚脐两边的天枢穴，既可以止泻又可以通便；手臂内侧中间腕上约三指处的内关穴，既可以升压也可以降压；还有以前我们讲过的印堂穴，既可以安神又可以醒神。

中脘就是这样一个解决各种消化问题的"万能胃药"。

○ "万能胃药"在哪里

脘，指的是什么部位呢？《说文解字·肉部》说："脘，胃府也。"也就是说，脘，是胃腔。同时呢，中医所说的脘，也可代指胃。中脘，也就是胃的中部。

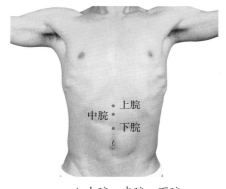

▲ 上脘、中脘、下脘

中脘：位于腹部正中线上，胸剑联合与肚脐中央之间中点处（所谓胸剑联合，就是自胸部正中向下循按，指下由硬变软处，即胸骨下端尽处）。
上脘：在上腹部，脐中上 5 寸，前正中线上。
下脘：在上腹部，脐中上 2 寸，前正中线上。

从现代解剖学中我们知道，胃位于横膈下，上接食管，下通小肠，上口为"贲门"，下口为"幽门"。而贲门的位置约对应着任脉的上脘穴，幽门的位置约对应着任脉的下脘穴，上脘、下脘之间就是中脘。这三个部位，统称为"胃脘"。中脘正处在胃的贲门和幽门之间。

穴当胃的中部，当然以治疗胃部的问题为主。前面的例子讲了胃胀胁痛配合木香顺气汤的解决方法，下面再讲讲几种胃不适情况的缓解方法吧。

（一）七年胃病一针通

　　　　　　　清末民国时期的针灸名医方慎庵在他的著作《金针秘传》中记载了一则医案。曾经有一个姓区的老妇人，患有胃病，已经七八年了，痛苦不堪，去找方氏瞧病。她对方氏诉说自己的病情：在腹部胃的位置处，有一个隆起的包块，最痛苦的，是每当饥饿的时候腹部就会疼痛难忍，如果多吃不易消化的食物之后，疼痛就会得到缓解。7 年以来，被这个病折磨得不轻，以致现在都已经瘦得皮包骨头了。

（你说奇怪不，胃不舒服，吃了不易消化的食物，反而会好受些。这与平常胃不好的人只能吃容易消化的食物，吃了不易消化的食物会难受，背道而驰啊。）

于是方慎庵给这位老妇人号了号脉，又看了看舌头。发现这个妇人的脉象很奇怪，一会儿变大，一会儿变小，顷刻之间变换数次，这位老妇人的舌苔呢，上面布满了红白相间杂的小点，就像蒙了一层灰白的薄苔。红白相间杂，即是舌苔有部分剥脱，是属于内有寄生虫感染的征象。

第一次治疗，先给予试探性的治疗，针刺了多处穴位，告诉患者，让她明天再来复诊。次日患者来了之后就抱怨说："你不给扎针还倒好，昨日针刺之后，虽然饭量增多了，但是疼痛依然照旧，并未能缓解。"于是医生决定给她针刺中脘穴。针刺入中脘之后，需要留针，结果不到10分钟，患者狂叫腹部剧痛，难以忍受，就想自己把针拔出来，被阻止后，老妇人接着说想呕吐，话音未落，即从口中喷射而出奇臭难闻的臭水，并且喷出了一条一尺来长，形似蛇状的东西，掉在地下还不停地蠕动。当时同一诊室中还有其他正在治疗的患者，看到这个怪东西之后，都吓得顾不上拔针，夺门而逃。这个老妇人自己也昏倒在地。等她苏醒过来以后，惊奇地发现折磨了她7年的胃病，竟然好了。

多么神奇的一个穴位，一针而使折磨了患者7年的寄生虫从胃中排出，解除了患者多年的胃病困扰。

现代寄生虫病很少见了，但下面的情况却很多见。

（二）气滞胃痛加梁丘

冬天，从温暖的房间里出来，马上吸了两口凉空气，胃里就不舒服疼痛起来；或者吃着吃着饭，与别人吵了一架，气得胃里胀满不适而痛。这些情况相信大家在生活中经常遇到吧。

记得有一次我们在学校里做关于穴位作用的试验，受试者都是身体健康的学生志愿者。那是冬日的一天，轮到一位男同学，他是体育特长生，练习长跑的，每天下午下课后先到操场上练习，之后再去吃饭。

　　这天，他和往常一样先在操场上跑了四五圈，出了一身汗，到食堂后才想起一会要来我这里做实验，于是胡乱吃了几口，就又跑出来，胃里刚吃的热饭被冷风一激，还没跑到我的办公室就已经胃痛得不行了。

　　这是因为喝了凉风，导致胃气被冷气所阻，寒凝气滞引起的胃痛。我就当场给他扎了两针，一针在中脘，一针在梁丘，没有5分钟，他两次排气后就感觉胃不疼了。

　　为什么称为梁丘呢？你坐下时，你的大腿像不像横着的大梁？而梁丘这个位置，又是肌肉的隆起处，就像一个小丘陵，所以这个地方被称为梁丘。

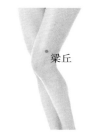

▲ 梁丘：屈膝成90°，在髌骨外上缘直上约三横指处

点梁丘止胃痛法

　　这个穴位是胃经的郄穴，"郄有孔隙义，气血深藏聚"，此处胃经气血深聚，可配合中脘治疗气滞引起的胃脘疼痛不适，作用可以说是立竿见影。如果没有针，用拇指用力点按，坚持20秒以上，放松5秒，再次重复点按，也可以迅速缓解症状。

（三）脾胃虚弱配三里

一次，我和父亲代表"程氏针灸"接受电视台的采访，父亲讲起了自己高中时跟随爷爷学医，在学校里给老师针灸治病的事情，主持人很有兴致地问我，是否也有过上学期间治病的例子，点穴缓解小症状的事情就不提了，讲讲治好"胃瘫痪"的故事吧。

病案

一位女同学，经常胃痛胃胀，吃了东西就不消化，脸色越来越黄，精神也越来越差，就去一家大医院做检查，做了胃镜等一大堆检查，甚至连动脉血都抽了，最后诊断为"胃动力不足"，医生形象地称为"胃瘫痪"，说没什么好的治疗方法，也没什么特效药，就吃多潘立酮吧，胃动力药。

检查了一大圈，也吃了一阵子药，症状却没有丝毫缓解，于是就找我来了。很明显这是个脾胃虚弱的证候，穴位治疗中脘加足三里，用针用灸都可以，我用了温针灸的方法。

程氏针灸 **温针灸增强胃动力**

先扎针，然后在针柄上挂上一段点燃的艾条，通过针柄针身，把艾草的温热作用传导渗透到穴位里面，起到温补脾阳的作用。

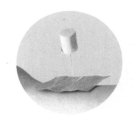

▲ 温针灸

胃靠什么动力来发挥其消化功能呢？经络里运行的是气血，血是营养物质，而气则为能量动力，人体的功能是靠各种气来推动运转的，换句话说，中医将各个脏腑的功能归结于相应的气来管理。胃的功能要靠脾的阳气来推动，阳属动，脾阳得温而充，脾胃功能就逐渐旺盛起来，胃动力也就足了。

结果，只针灸了 3 次，她的症状就大为改善，药也不吃了，医院也不去了，当然也服了我的医术。直到现在，20 年过去了，她的胃口还很不错。你问我怎么随访了这么多年？因为她后来成为我的夫人啦！

○ 中脘为什么能"万能"

中脘对人体消化功能的"万能"调节作用不仅与它的位置有关，更重要的是：中脘为胃之募穴，同时也是八会穴中的腑会，还是任脉与手太阳小肠经、手少阳三焦经、足阳明胃经的交会穴。

胃的募穴

募穴是一类特殊的穴位，都分布在人体的胸腹部，是脏腑之气结聚的穴位。人体有十二脏腑（肝、心、脾、肺、肾、心包，及胃、胆、大肠、小肠、膀胱、三焦），每一个脏腑都在胸腹部有一个对应的募穴，其位置大体按照脏腑所处位置的高低而上下排列。应该说，募穴非常接近相关的脏腑，因此最能反映和治疗脏腑的病变。

具体到中脘穴，它在解剖位置上与胃相邻甚近，是胃的募穴，当人的胃发生病变时，此处往往先有反应，而在此处治疗，也可有效缓解胃胀、胃痛、不欲饮食等胃的病症。前面那个针刺中脘穴治疗寄生虫病的病案，就是胃的募穴功能的体现。

腑会

说到腑会，必须先介绍八会穴。所谓八会穴，是人体上非常重要的 8 个穴位，它们是脏、腑、气、血、筋、脉、骨、髓八者精气会聚的特殊穴位。分别为脏会章门、腑会中脘、气会膻中、血会膈俞、筋会阳陵泉、脉会太渊、骨会大杼、髓会绝骨。

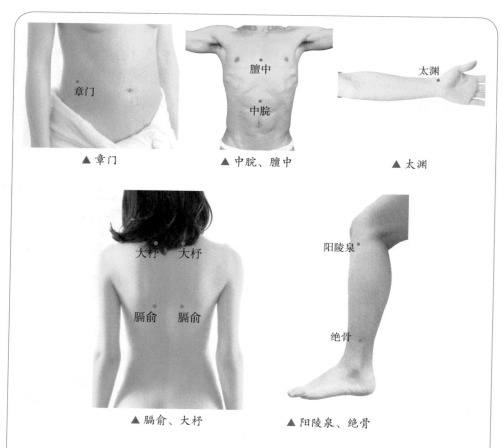

▲ 章门　　　　　　　　▲ 中脘、膻中　　　　　　　▲ 太渊

▲ 膈俞、大杼　　　　　　　▲ 阳陵泉、绝骨

　　腑会中脘，是指胃、胆、大肠、小肠、膀胱、三焦这六腑的精气都要会聚于此，虽然六腑的功能各有不同，但它们都是化水谷、传津液的器官，饮食物的消化吸收、津液的输布、废物的排泄等一系列过程，就是在六腑既分工又合作的情况下共同完成的。例如，胆贮藏和排泄胆汁，以助消化；小肠接受、盛贮来自经胃已初步消化的饮食物，并进一步消化，分成清与浊两部分，清者为营养归小肠吸引，经脾转运至全身，浊者为糟粕，下移大肠；大肠接受小肠下注的水谷，再吸收其中多余的水分，使食物残渣变化为粪便，由肛门排出；膀胱则是贮尿、排尿的脏腑；三焦通行人体元气，是气的通道，亦是水液运行的道路。

　　如同关元是任脉与足三阴经交会的穴位一样，中脘是任脉与手太阳小肠经、手少阳三焦经和足阳明胃经交会的穴位。也就是说，中脘不仅临近胃脘部，直接联系胃之腑气，是六腑精气会聚之所，其气血还直接交通于小肠经、三焦经与胃经，使中脘成为补益后天、治疗消化系统疾病的重要穴位，在中脘或针或灸，或点按，或搓摩，均可促消化、强脾胃、益后天！

先天不足后天补

○　人最佳的生育年龄是多大

　　《黄帝内经》里这样告诉我们："女子……四七，筋骨坚，发长极，身体盛壮；男子……四八，筋骨隆盛，肌肉满壮。"也就是女性身体各方面功能最旺盛的时候是在 28 岁左右，男性是在 32 岁左右，当然在这个年龄段生育是最好的。这与西医学的研究结果相符合。

　　但是，现代大龄或高龄产妇越来越多，甚至有超过 40 岁再生育的情况，有人这样安慰自己"越晚生孩子，孩子越聪明"，其实这是个错误的观点，越晚生孩子，孩子先天越容易不足，这倒是真的。

　　名医王肯堂在他的《幼科证治准绳》里记载了这样一则医案。

　　一个人老想生个儿子，可是命运不济，一直到了五六十岁的时候才如愿以偿，生了个儿子。但是人一生最佳的生育年龄是二三十岁的时候，五六十岁的人了，虽然勉强生了个儿子，但是因年老体衰，身体状态已经走了下坡路，所产生的精子质量也就没有那么好了。所以生的这个孩子先天禀赋不足，从小就体质虚弱，四肢无力，到了一般孩子都该学走路、说话的时候了，这个孩子还是没有动静，并且抵抗力很差，经常感冒发热，不能见有风雨的天气。

怎么办呢，幼小的孩子还不能正常进食，更别提吃药了。王肯堂想了一个妙招儿——让他的奶娘服滋补脾胃的药，通过奶娘的乳汁，间接补充孩子虚弱的脾胃之气，更进一步补充不足的先天精气。渐渐地，这个孩子的脾胃之气健壮了，先天不足的精气也得到了补养，身体一天比一天好起来了，在他两周岁的时候，终于学会了走路。

由此可见，先天禀赋不足的问题，是可以在后天通过药食的调理，来补益充足。

○ 人又是从什么时候开始衰老的呢

还是到《黄帝内经》里去找吧："女子……五七，阳明脉衰于上，面始焦，发始堕。男子……五八，肾气衰，发堕齿槁。"阳明脉，就是足阳明胃经，是人体内主管消化的经脉，它的脉气衰落，并且是从脸上、头上开始衰落，于是就出现了面部皮肤逐渐失去光彩、弹性、水嫩，变得枯黄、布满皱褶，以及掉头发的情况。

有人会问，多吃点好的、有营养的是不是就可以防止阳明脉过早衰落？恰恰相反，现代人很多情况下并不是营养不够，而是营养过剩。吃得太多、吃得太好、吃得太油腻，反而会造成对脾胃功能的伤害。

○ 到底应该吃多少呢？

大家都知道七分饱，却不知这个食量的比例与我们的胃经和穴位还有关系呢。这几个穴位就是足阳明胃经的不容、承满、梁门。

再吃就要吐出来的"不容"

位置在肚脐以上6寸，距离前正中线2寸的位置。（我们将肚脐至胸剑联合的距离定为8寸，将两乳头之间的距离定为8寸，上面6寸、2寸的度量就以此为参照划分。）它的位置，大致在人的胃上口贲门的位置。不容的意思就是说，如果人吃饭的时候，胃中的食物已经堆积到了这个位置，就会让人觉得太过撑胀，以至于都没法容纳，有要呕吐出来的感觉。所以称之为"不容"。

装满食物的"承满"

位置在不容穴以下1寸的位置，比不容穴稍微靠下。它的意思就是说人吃饭吃到这个位置的时候，就可以了，不要再吃了，已经满了。胃就像一个口袋一样，装满东西但还可以把袋口系上，就是"承满"了。

横在胃中的"梁门"

位置在承满穴下1寸，与中脘处于同一水平线上。

为什么这个穴位叫梁门呢？一个是中国古代有一个地方叫作"梁门"，如果将整个中国看作人体，梁门这个地方相当于中国地理上梁门（今河北省徐水县）的位置。另一方面，这个穴位可以治疗一种被称为"心下伏梁"的病证，也就是心下胃中胀满、憋闷不适，就像是有一块大梁横在心下一样。

古代的房子都有房梁，堆放物品谁也不会堆到房梁以上，所以我们吃东西也不要吃多，吃到中脘、梁门这个位置就可以了，大约是七八分的位置，以免"心下伏梁"。

了解了不容、承满和梁门的意义之

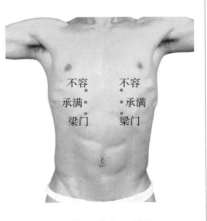

▲ 不容、承满、梁门

后，就不难理解这 3 个穴位对于胃中胀满不适等症状的帮助。所以当遇到此类问题时，在前面介绍的摩中脘的手法基础上，扩大摩动的范围至中脘两侧的梁门穴，可增强作用。

○ 肾为先天之本，脾为后天之本

为什么说"肾为先天之本，脾为后天之本"呢？这是因为根据中医理论，对人的生命具有根本性决定作用的，是人肾脏当中所蕴藏的先天精气。这种先天精气，是从父母那里遗传来的，是从受精卵的形成开始，就决定着人的生命生长和发育的重要物质。这种先天物质，不仅维持着人的生命，而且具有促进人从受精卵发育成熟为胚胎，并进一步发育为胎儿，发育为成人的功能，还具有促进人的生殖功能的发育成熟和维持的功能。因为肾中所藏的先天精气是如此重要，所以中医将肾称为"先天之本"。

虽然说肾中的先天精气十分重要，但并不是用之不竭，取之不尽的。在生命的生长发育和生命的维持中，人体要不断消耗掉一些先天精气，所以要保持先天精气的充足，如此才能使人体的生命得以维持，生长发育和生殖功能才能正常。人在出生以前，是靠着母体气血的充养，以补充先天精气的；而人自出生以后，则要依赖于所进食的饮食物所化生的气血充养。所以中医将脾称为"后天之本"。

调理脾胃方法多

○ 小儿脾常不足的解决之道

中医认为婴幼儿脾常不足。这一阶段的孩子生长发育非常迅速而旺盛，需要大量的营养和能量，家长也望子成龙心切，什么有营养就喂什么，也不管孩子能否消化。要知道，小儿此时脾胃的功能尚弱，没有发育完全，稍有不慎，过度的营养反而会阻滞脾胃功能，出现"积食"的情况。

又不能用药，怎么解决呢?

针程灸氏 炒米粉促婴幼儿消化法

孩子4个月以后，逐渐增加辅食了，所以婴幼儿米粉是每家都有的。先取一些米粉放到锅中翻炒，直到米粉的颜色变为焦黄色为止，这时候我们还会闻到一种清幽的米香。然后用温水将炒焦的米粉冲成水，叫作焦米粉汤。每周喂几次，可以促进幼儿的消化功能，减少幼儿发生消化不良、食积的问题。

○ 成人消化不良的"三仙"法术

除了炒焦的米粉以外，中医认为其他一些炒焦的食物、药物也同样具有加强消化功能，消除食积病症的作用。其中最常用、最有效、最简单的方法就是使用"焦三仙"来消食积。

其实，焦三仙不是一味药，而是三味药，即焦麦芽、焦山楂、焦神曲。这"三仙"各有法术，焦麦芽专消淀粉类食物的积滞，这类食物包括土豆、红薯、芋头等;焦山楂善于治疗各种肉类食积，而肉类中最容易消化的是兔肉，消化率可达85%以上，特别适合脾胃虚弱者和老年人;焦神曲则利于消化面食，馒头、包子、饺子、面条，吃多了都不在话下。三药合用，能明显增强消化功能，药店里也很容易买到。

针程灸氏 成人消食法

食滞者，可用焦三仙（即焦麦芽、焦山楂、焦神曲）各30g，水煎服，日 1 剂，一般连用 3 天即可见效。

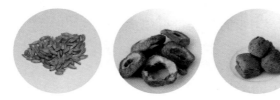

○ 养胃米油做药引

前面例子中讲过通过乳汁给药的方法，乳汁本身就是养胃的好东西，易于消化，加上别的药物就像药引一样。

那么，对于成人来说，食物中什么最养胃，或者可做药引呢？

这就是粥。不管是大米粥，还是小米粥，都有补中益气、健脾和胃的作用。但一定要用小火熬得时间长一些，直到上面浮着一层细腻、黏稠、形如膏油的物质，中医里叫作"米油"，俗称粥油。很多人对它不以为然，其实，它是米汤的精华，滋补力之强，丝毫不亚于人参、熟地等名贵药材。清代赵学敏撰写的《本草纲目拾遗》中记载，米油"黑瘦者食之，百日即肥白，以其滋阴之功，胜于熟地，每日能撇出一碗，淡服最佳"。清代医学家王孟英在他的《随息居饮食谱》中则认为"米油可代参汤"，因为它和人参一样具有大补元气的作用。之前我爷爷在家每天必喝粥，黄瓜粥、红薯粥等，还经常劝别人喝粥，我想这就是道理吧。

而且，米粥属中性，可做药引，加什么药就偏于什么药性。

加盐入肾

中医有"年过半百而阴气自半"的说法，意思是说老年人不同程度地存在着肾精不足的问题，如果常喝粥油，可以起到补益肾精、益寿延年的效果；产妇、患有慢性胃肠炎的人经常会感到元气不足，喝粥油能补益元气、增长体力，促进身体早日康复。

喝粥油的时候最好空腹，再加入少量食盐，因为中医认为咸味可以入肾，所以加入食盐就可起到引"药"入肾经的作用，以增强粥油补肾益精的功效。据《紫林单方》记载，这种吃法还对患有性功能障碍的男性有一定的治疗作用。

加黄芪补气

这种粥怎么做呢？就是先取 15g 黄芪，加入 1.5L 水煎煮 30 分钟左右，过滤，将药水放入一干净的砂锅之内，加入 100g 糯米，武火烧开以后，以文火保持沸腾的状态，再熬 30 分钟左右即可。

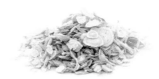

这种粥，适合于常常觉得疲劳乏力、食欲不振以及稍微运动就气短、气喘的人服用，具有补脾益肺的功效。

生地粥滋阴

生地 20g，粳米 50g，冰糖适量。

先将生地以水煎煮，去渣留汁，放入砂锅中加入粳米煮粥。可以加入适量的冰糖或蜂蜜调味，稍煎待溶即成。

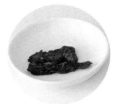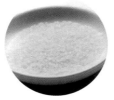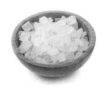

这种粥，具有养阴清热，益气和中的作用。生地能清热养阴；粳米益气和中；佐冰糖更助养阴之功。这款粥可以辅助治疗五心烦热（手心、脚心、胸前）、夜晚盗汗、烦躁、情绪不宁等阴虚病症，对于围绝经期综合征患者也很有帮助。

枸菊粥明目

这款粥相对前两种粥来说，味道比较好。我们需要脱皮的大麦 100g 左右，白菊花 6g，枸杞 15g。先以水煎煮菊花 20 分钟左右，然后过滤取药汁，加入大麦、枸杞，煮粥。

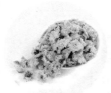 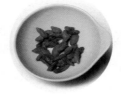

大麦益气补肝阴，饮食中多吃具有健脾益肾补肝的功效。而白菊花，则具有清肝明目养阴的功效，枸杞具有滋肾补肝明目的功效。这款粥对于常常感到眼睛干涩、容易疲劳的人特别适合。

燕窝粥美颜

《红楼梦》里薛宝钗曾经介绍过她的养身补品："每日早起，拿上等燕窝一两，冰糖五钱，用银吊子熬出粥来，若吃惯了，比药还强，最滋阴补气的。"可见，用粥养颜是很有道理的。

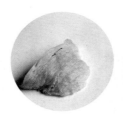 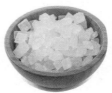

而养颜粥中又以燕窝为上品，古为八珍之一，可谓是所有爱美女性的口服护肤品。

> **注意** 由于粥都是经过长时间的熬煮之后做成的，粥中的淀粉都已经糊化，形成了比较稠浓的汤液，里面含有大量的糊精，比较有利于吸收。但是，大量的糖分却又有引起胃酸分泌过多的问题，所以粥类食品，有胃酸、胃溃疡的患者不要大量、经常食用。

第六章

神阙

——活过九十九的
三步摩腹法

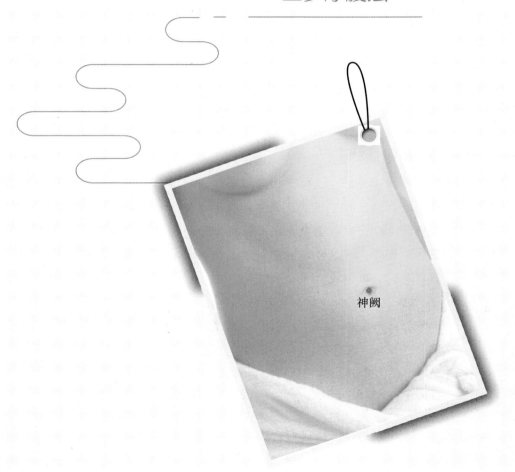

神阙

先天与后天沟通的标记

○ 老鼠屎也能灸

生活中很多人没把肚脐儿当回事。

据《续名医类案》魏之琇记载：有一位看守谷仓的老人，年纪已经很大了，但是依然眼不花耳不聋，行动起来矫健有力，脸庞并不像很多老人那样皱纹堆积，而是像儿童的脸蛋一样红润丰满有光泽。别人向他请教延年益寿驻颜的秘诀，他笑了笑，说并没有什么复杂难行的奥秘。原来在他40多岁的时候，碰到了一位四处云游的道人，教给了他一个能够强身健体、祛病延年的方法：坚持灸神阙，也就是肚脐眼儿。只不过他只是一个看守谷仓的工人，没有什么多余的钱，也没有精力去采、买艾叶。由于谷仓里有很多老鼠，所以也就有很多的老鼠屎，他发现老鼠屎点起来也很慢，和艾绒差不太多，于是他就地取材，将老鼠屎晒干，然后坚持每天将老鼠屎点燃放在肚脐中熏灸。他壮年起就坚持不断地熏灸肚脐，所以能够保持容颜不老，青春常驻。

魏之琇说，他从这位老人那得到启发以后，就联想到自己久治不愈拉肚子的老毛病，于是他就每天坚持在自己的肚脐上施灸，每次灸3~5壮。就这样，他坚持了1个月以后，自己拉肚子的老毛病竟然好了。由此，魏之琇得出了坚持灸肚脐，对于养生防病大有裨益的结论。

○ 身体上的特殊记号

神，尊也、上也、长也，指父母或先
天。阙，牌坊也。所以神阙的意思就是指
先天留下的标记。我们知道，脐带是胎儿
与母体联系的系带，胎儿是靠脐带获得营
养并排出代谢产物的。胎儿出生离开母体
后，脐带即被切断，与先天的联系也被切
断，所以位于肚脐里的神阙也就成为后天
的我们曾经与先天沟通的证明。

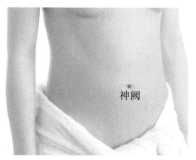

▲ 神阙：指人的肚脐，脐中央

从另外一个角度上讲，经络是人体的调控系统，那么人体最早的经
络将汇聚于神阙，通过脐带接受母体的调控，因此也可以把神阙这个位置
理解为先天经络系统的核心位置，以及先天经络与后天经络相沟通的特殊
标记。

对于神阙穴名的解释，还有其他的记载，神，变化之极也；阙为中门，
以示显贵。大概因为此处为先后天交通的门户，可通往神仙居住的地方而
得名吧。

不管哪种解释，都提醒我们：**神阙，是人体生命最隐秘最关键的要害
穴窍，是人体的长寿大穴，是先天与后天的关键联系点，是先天经络系统
的核心。**

大家都知道，婴儿在母体内是不吃不喝也不呼吸的，靠脐带从母体获
得自己能够存在和发展的一切需要的东西。这个肚脐眼儿就是婴儿和脐带
的连接点，它的意义比任何口岸的海关都重要得多。婴儿离开母体后，脐
带完成了使命，当即被剪断，留下来的这个"海关"就成了不可磨灭的
"古迹"。

因为肚脐在生命中的重要历史地位，人类对它的敬重和保护就像是对
待国家一级文物一样。小孩子，包括大人，再热的天，睡觉的时候家里人
一定会提醒你，要记得盖住肚脐儿。如果不这样的话，很可能就会一觉醒
来开始拉肚子了，这就是肚脐——神阙受风着凉了。还有一种民间说法，

人的肚脐儿在 40 岁之前是竖着的，之后就在不经意间变成横卧了，再后来就愈发谦恭地往里缩了，这好似隐喻着人体衰老的过程。

可以说，没有神阙，生命将不复存在，而围绕神阙在腹部进行治疗，就具有特别的临床意义。

神阙用灸，好处多多

○ 隔盐灸治五更泻

我一个邻居，男性，今年 50 多岁了，有一天向我诉苦说："哎呀，程凯，我得给您说说我身上的一个毛病，您看看有没有什么好办法，能帮我解决了。这个毛病真是让人痛苦啊！"

我这个邻居呢，是一个自由职业者，做设计工作的，平时有这么一个生活习惯，就是晚上熬夜到一两点才睡觉，然后第 2 天 9 点多起床。由于晚上熬夜时间长，所以必须睡到 9 点多才能感觉到不再困乏。他说这三四个月以来，有一个问题严重影响了他的睡眠。就是从三四个月以前到现在，他每天 5 点左右就会肚子疼，一直把他疼醒。觉得肚子里"咕噜噜、咕噜噜"的直响，然后便意就很强烈，得马上去厕所。去厕所以后就是大便稀溏，一泻如注。拉完以后，肚子就不疼了，也不叫了。现在他基本上是每天都这样，而 5 点多的时候，是他睡得最香甜的时候，却不得不去厕所，打断自己的美梦，着实影响睡眠。

我先解释一下这个人为什么会每天早晨 5 点左右就肚子疼，咕噜噜、咕噜噜地响，必须上厕所吧。

中医认为，早晨五六点钟天要明的时候，是阴气盛极之时，此时开始阴气将渐弱，阳气将渐升，而肾中肾阳为一身阳气之根本，如果肾阳虚弱，此时就升腾乏力，肠腹失于统摄之力，导致腹泻发生，中医称之为"五更泻"，因为根据古时候的计时方法，五六点钟的时候正好是五更天，所以就这么命名了。

我这个邻居，生活不规律，加上年过五十，致阳虚不固，所以出现了这种问题。我就给他介绍了一个用艾火灸的方法，结果很快就止住了他的泄泻。我是怎么治好了他的病呢？

针程氏灸 神阙隔盐灸治五更泻法

很简单，就是灸肚脐儿。当然，这个灸肚脐儿的方法和我们在开始的时候说的那个故事当中的灸法，稍有不同，就是要在肚脐里填满细盐粒，然后在盐上放上艾炷灸。

这个方法不是我们程家的独创，是明代一位叫张景岳的医生，在他写的《类经图翼》里介绍的，说要隔盐灸满三百壮。为什么灸的时候要在肚脐里填满细盐粒呢？因为中医认为咸味可以入肾，在肚脐里填满盐粒以后再灸，就可以使盐的咸味进入身体，引导艾灸的力量到达肾，就可以达到补肾助阳的目的了。

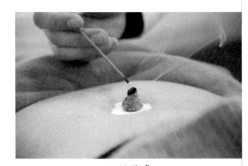

▲ 隔盐灸

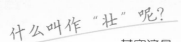

什么叫作"壮"呢?

TIPS

其实这是一个量词,指的是用艾绒捏成的艾炷的一炷。用艾炷灸的时候,先将艾叶捏碎,然后放在手心里揉,将揉下来的残渣去掉,直到只剩下艾绒,然后用食指、中指、无名指和大拇指,捏起一团艾绒,慢慢地揉捏成半个枣核形状的一团,大小约为一个枣那么大。

这个方法虽然有补肾助阳的良好作用,但是,并不是说什么时候都能够用的。中医很早就讲究时间医学。在《类经图翼》里,提到了这种隔盐灸的方法,在秋、冬、春,三个季节使用都没有问题,但是惟独不能在夏天的时候使用,说**"人之神夏月在脐,故不能灸"**,大概的意思是说因为夏天按照中医五行的理论属火,而艾灸也属火,所以这个时候用的话就容易让人上火。

○ 止泻药饼灸

除了这个隔盐灸能够补肾助阳以外,我再给大家介绍一种方法,叫作"隔药饼灸"。

首先,制作药饼。丁香、肉桂、甘松、山柰,这四种药,取相同的分量,混合、粉碎为末,然后在药末中加入适量的面粉,再加入适量的水,揉捏成大约直径 2.5cm、厚 0.5cm 的圆形药饼,晾干。

▲ 隔药饼灸

丁香:夏季开花,花淡紫色,聚伞花序。果实长倒卵形至长椭圆形,称"母丁香";干燥花蕾入药,称"公丁香",性温,味辛,功能主治:温胃降逆。用于呃逆、胸腹胀闷等。

肉桂:性大热,味辛、甘。功能主治:补火助阳,引火归元,散寒止痛，活血通经。用于阳痿、宫冷、心腹冷痛、虚寒吐泻、经闭、痛经。

甘松：辛、甘，温；归脾、胃经。功能主治：理气止痛，开郁醒脾。用于脘腹胀满，食欲不振，呕吐；外治牙痛，脚肿。

山奈：温，辛；归胃经。功能主治：行气温中，消食止痛。用于胸膈胀满，脘腹冷痛，饮食不消。

然后，用针在药饼上刺几个孔，以使热力能够透达穴位。

最后，将药饼放在肚脐上，再将揉成鸡蛋大小的艾绒团放在药饼上，**每次灸 3~5 壮，这样连灸 3~5 天，就可以有明显的身体感觉了**。这种感觉是什么呢？如果是脾胃比较虚弱的人，平时老是拉肚子、消化不良、容易腹胀、便秘，这样坚持 5 天左右，就会发现消化系统向正常的方向靠拢了。

○ 祛斑药饼灸

主要针对黄褐斑。

程氏针灸 药饼灸治黄褐斑

以行气活血，养血通络为治疗原则，选用黄芪、当归、川芎、赤芍、羌活、白附子等药，各等份，研细末，混合均匀，装瓶备用。另外再取适量大黄、肉桂、冰片，分别研末，装瓶备用。

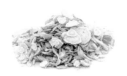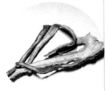

先用 75% 酒精棉球对肚脐做常规消毒，然后根据不同的类型选用不同的药饼制作方法。

1. 气滞血郁型

表现为有紫红色瘀斑者，可以取做好的祛斑药粉 5~10g，加入冰片 1g，再加入少量的面粉，用温开水调成糊状，做成药饼，晾干以后，刺数个孔，放在肚脐上，上面放如蚕豆大小的艾炷，点燃艾炷施灸，当艾炷燃烧到患者感觉到局部发烫时，用镊子把残余的艾炷夹走，另换 1 个艾炷继续施灸，每次连续灸 3 壮。

2. 胃肠积热型

如果患者皮肤油脂较多，伴有便秘、口干、食欲亢进者，为胃肠积热型。取祛斑药粉 5~10g，加入大黄粉约 2g，和匀后加入少量面粉，然后加水调制成药饼，晾干。施灸方法同上。

3. 脾肾两虚型

如果表现为面部皮肤发暗，并且伴有腰膝酸软、便质稀溏，辨证属脾肾两虚型者，在祛斑药粉中加肉桂粉约 2g，操作方法同前。

在肚脐上灸完预定的壮数后，将艾炷移走，把药饼留下，然后用塑料薄膜敷盖药饼，再用医用胶布固定。让药饼在肚脐上保留 24 小时，然后就可以把药饼取下。取下以后，用清洁的棉球或者医用纱布蘸取 75% 乙醇，把肚脐部位擦洗干净。这样每周可以治疗 1~2 次，每 10 次为 1 个疗程。治疗期间不需要配用其他药物及疗法。

这种治疗黄褐斑的方法，一般在治疗 1 个疗程以后，90% 的人黄褐斑就会不同程度地变淡、变浅，有的人甚至能够完全消失，不妨一试。

○ 隔姜灸，隔附子饼灸

神阙这个地方，我们还可以使用隔姜灸、隔附子饼灸的方法。就是将生姜、附子切成厚片，用针在姜片、附子片上刺以数孔，就可以按照我们上面讲的方法灸了。隔姜灸、隔附子灸可以起到温补肾阳、补火助阳的效果。这种效果比隔盐灸的效果要更强。

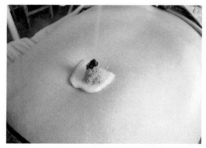

▲ 隔姜灸

药物贴神阙，防病有奇效

神阙穴下有丰富的腹腔静脉网，此处给药，易于吸收，药效速达，方便简单，特别适合那些脾胃出问题、口服药物难以吸收者。其药物作用缓慢起效，持久渗透，也特别适合慢性病症的治疗。

感冒贴脐方

方一：

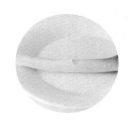

组成

葱白、豆豉、生姜、食盐各20g。

功效

对于怕冷、身痛为主的风寒感冒有很好的预防治疗作用。

制法

将葱白、生姜切碎，与豆豉、食盐混合，放入锅内炒热，然后用纱布包裹，贴敷在肚脐上。

方二：

组成

银翘解毒片，生姜汁。

功效

可以用于治疗咳嗽、咽痛、发热为主的风热感冒。

制法

银翘解毒片碾碎以后，用生姜汁调成膏，然后填敷在肚脐里，用胶布固定。

上述两个方子，让药物在肚脐部位保留8小时以后去掉，用温水洗净。

慢性支气管炎贴脐方

组成

苍耳子、苍术、细辛、白芥子各 5 份，公丁香、肉桂、半夏各 3 份，麻黄 10 份，人造麝香 1 份

制法

共研极细粉末，装瓶备用。

用法

取研好的药末，填满肚脐，外以胶布固定。隔 48 小时换一次药，每 10 次为 1 个疗程，连用 3 个疗程。在疗程与疗程之间，可以休息数天，再进行下个疗程。3 个疗程以后，就可对慢性支气管炎患者的病情起到很好的缓解作用。

止呕贴脐方

组成

吴茱萸适量，细研为末，用醋调为膏糊。

功效

主要用于儿童消化不良所导致的呕吐不止病症。

用法

将药糊抹敷在肚脐上，外以胶布固定。一般在 4 个小时左右，即可止呕，效果明显。

打嗝贴脐方

组成

芒硝、胡椒、朱砂各等份细研为末，混合。

功效

对于顽固性打嗝，具有很好的止呃作用。

用法

填满肚脐，外以胶布固定。一般敷上半个小时左右，即可使打嗝停止。

晕车贴脐方

组成

生姜。

用法

取鲜姜切成厚约 0.5cm，5 分硬币大小的姜片，于乘车前贴于脐部，可止晕止呕。

腹水贴脐方

组成

新鲜葱白 10 根，芒硝 10g。

制法

将葱白和芒硝放到一块，捣烂成泥。

用法

将药泥贴敷在神阙穴上，然后覆盖塑料薄膜，上面再加盖纱布，用医用胶布固定。每日 1 次。注意，敷药之前，要用酒精棉球擦净肚脐内的污垢，以免影响药物的吸收。如果天气比较冷的话，可以将药泥放入锅中炒热之后再敷。这个方子，可以应用于各种原因导致的腹水，具有很好的利尿作用。一般贴敷 1 个小时以后就可以使腹水减轻。

腹胀贴脐方

组成

厚朴、枳壳各 1g。

制法

两种药物混合，研为细末，备用。

用法

如果是由于生气、愤怒等原因导致的肝胃不和腹胀，就在上面的药末内再加入香附子末 0.5g，填入肚脐内，外用医用胶带封闭；如果是表现为便溏、怕冷腹胀者，上面的药末用生姜汁调成药糊之后，再填入肚脐，用胶带封闭。可以有效缓解腹胀的痛苦。

止呕贴脐方

组成

大黄、皂角各适量，研细末。

用法

填入肚脐内，药物可用胶带封闭在肚脐内，保持 1 个小时。

功效

对于便秘患者具有很好的通便作用。

黄疸贴脐方

组成

大鲫鱼 1 条，麝香 1g，荷叶适量。

制法

将鲫鱼去骨刺，捣烂如泥，加入麝香，做成药饼，贴在肚脐上。然后用荷叶在药饼上盖两三层荷叶，再在荷叶上面用布带固定。对于黄疸有很好的治疗作用。

🍵 水肿贴脐方

组成

大蒜。

功效

主要用于腰膝下肢肿胀较为严重的水肿类型，中医称为阴水者。

制法

将大蒜捣烂以后，敷在肚脐上，外用布覆盖，然后再用胶带固定。保留20分钟左右去掉大蒜泥，用温水洗干净。

🍵 痛经贴脐方

组成

肉桂10g，吴茱萸20g，茴香20g。

制法

将以上3味药都粉碎为细末，加入白酒适量，放入锅内翻炒，炒热之后，趁热摊在布上，敷于肚脐上，然后用胶布固定。

功效

主要用于寒凝经脉，导致经脉中的气血运行受阻，气滞血瘀而疼痛。发作的时候女性会表现为四肢冰冷，肚子冰凉，喝热水之后疼痛的感觉会有所缓解。素有此痛经病症者，可以在每个月将要来月经的前3天敷在肚脐上，可以很好地阻止痛经发作。

🍵 痛经食疗方

①山楂30~40g、粳米60g、砂糖10g，先将山楂入砂锅内煎成浓汁，去渣后加入粳米、砂糖煮粥食用。

②生姜5片，红糖15g，开水泡服。

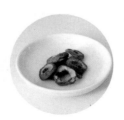 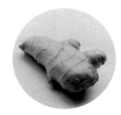 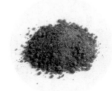

③新鲜韭菜 30~60g(或用韭菜籽 5~10g)、粳米 60g、细盐少许；取新鲜韭菜洗净切细(或取韭菜籽研为细末)，先煮粳米为粥，待粥沸后加入韭菜或韭菜籽细末、精盐，同煮成稀粥服食。

④核桃仁 10~15g、粳米 30~60g，先将核桃仁捣烂如泥，加水泡汁去渣，同粳米煮为粥食之。

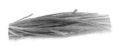 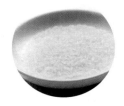 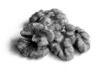

⑤韭菜 150g、羊肝 200g，将二者洗净切碎，入铁锅内急火炒熟后作膳食用，每日 1 剂，连食 1 周为 1 个疗程，行经前 5 天开始服用。

⑥鸡蛋 2 个、川芎 9g、黄酒适量，先将鸡蛋、川芎加 300ml 水同煮，鸡蛋熟后去壳置汤药内，再用文火煮 5 分钟，加入黄酒，食蛋喝汤，每日 1 剂，连服 5 剂为 1 个疗程。

⑦丹参 60g，用白酒 500ml 浸泡 1 个月备用，于每次月经来临前取适量参药酒饮服。

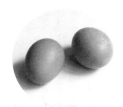  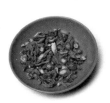

肚脐儿也能拔罐

多年前，携夫人去安徽黄山旅游。一天黎明的时候我们去看黄山闻名于世的云海和日出，结果，天公不作美，爬到半山腰的时候就下起了雨，我们全都成了"落汤鸡"。当时正是初春的时候，天气还比较凉，并且山上还有小风嗖嗖地吹，等我们回到宾馆以后，就有很多人开始打喷嚏，有要感冒的迹象。其中一对湖北来的夫妇住在我的隔壁，到了中午该吃饭的时候，我们都下去吃饭了，就不见他们两个，于是我就上楼去叫他们。结果进了他们的房间一看，发现男的正在那抓痒痒呢。我问他怎么了，他说身上起了很多疙瘩，很痒，这个地方挠挠下去了，不痒了，那个地方又起来了。我看了看，原来是荨麻疹。

因为刚刚在山上被雨淋湿了，又被山风一吹，导致他受了风寒的侵袭，虽然没有感冒，却让他起了一身的疹子。怎么办呢？此次爬山旅行，为了轻装把针包都放在山下了。四下一看，我发现桌子上放着半瓶杨桃罐头，于是有了主意。

程氏针灸 闪罐治荨麻疹法

我把罐头瓶清干净，洗了洗，用毛巾把罐子擦干，这就成了简易的火罐了。用打火机先在瓶口燎了燎，这样做是为了减少瓶口给患者带来的冰凉不适感。待瓶口温热后，我迅速把打火机的火苗伸进瓶内，再迅速抽出，反手一按，将瓶扣在他的肚脐上，再手腕一拧迅速地起开，如此一吸一起，反复给他拔了5分钟左右，他的肚脐部位就有些潮红了，身上也感觉不那么痒了，疹子慢慢不起了。

中医认为荨麻疹的发病原因是因为风邪入侵人体导致的，所以治疗方法就是祛风。而我用的方法叫"闪罐"。神阙穴是人体防卫薄弱之处，风邪易乘虚而入，进而流窜诸经。在肚脐上闪罐，就可以祛风散寒，治疗荨麻疹。

但是注意，由于肚脐部位是人体腹壁比较薄弱的地方，所以不可用力拔罐，不可在此长时间留罐，防止对肚脐造成损伤。

拔罐法

TIPS

又名"火罐气""吸筒疗法"，古称"角法"。这是一种以杯罐作工具，借热力排去其中的空气产生负压，使吸着于皮肤，造成瘀血现象的一种疗法。古代医家在治疗疮疡脓肿时用它来吸血排脓，后来又扩大应用于肺痨、风湿等内科疾病。

故事

记得2004年曾经有一个关于好莱坞明星格温妮斯·帕尔特洛的报道。她是个中国文化的信奉者，在出席一个电影发布会时，黑色露背晚礼服未能遮住的后背肌肤上居然错落有致地点缀着许多杯口大小的斑点，31岁的格温妮斯毫不讳言地表示这是拔火罐留下的印痕。

医学专家也站出来替她证明说，这是价值90英镑一次的拔火罐治疗所致。拔火罐这一传统的中医疗法是将烧热的杯子叩在皮肤上，借以吸出体内的毒素。

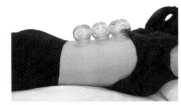
▲ 拔罐

作为好莱坞知名的女星，虽然当时刚刚生下了宝宝，格温妮斯却仍然对美容养颜情有独钟，而拔火罐这种中医美容加治疗技术在西方国家早已闻名，所以吸引奥斯卡影后也不是什么新鲜事。

90英镑一次啊，好贵的火罐疗法，不过相比较它所能解决的问题来说，还是物有所值的。

活过九十九的三步摩腹法

人体经络分为十二正经和奇经八脉，而只有一个部位是这些经脉全部都汇聚的地方，那就是神阙。肚脐儿是如此重要，以至于我们应该对它百般呵护，宠爱有加。怎么宠爱呢，除了上面所介绍的艾灸、药物贴敷、拔罐的方法以外，还有什么方法可以通过对神阙穴的刺激，来养生防病，强身健体呢？那就是摩腹了。

要说起摩腹这个方法，那可以称得上是历史久远。早在两晋时期，著名的养生家陶弘景在他的著作中就有论述，说人吃完饭以后，休息片刻，就要去散散步，走动走动，然后让别人也可以，自己也可以，手上沾些滑石粉做介质，在腹部进行按摩，可以有助食物消化，不会产生消化系统的疾病，以养生防病、延年益寿。

相信很多人每天都在坚持做摩腹保健，左三圈、右三圈，或顺或逆，或上或下，方法各不相同。每次讲座讲到这里时，我都会被问到，到底是顺时针，还是逆时针，亦或自上而下的问题，其实摩腹这个保健方法的关键并不在这里。下面我就给您介绍我们程家的方法吧！

○ 搓热掌心，交通心肾——摩腹

双手掌心相对，用力搓动，直到能够感觉到手心明显发热为止，至少搓动 1 分钟以上。然后将发热的掌心紧贴于神阙上，使肚脐感受到温热刺激。然后快速摩动，范围要小，频率要快，只局限在肚脐周围，一只手操作累了，可以换另外一只手，坚持摩动 3~5 分钟，直至脐内发热并开始向四周放散为止。**注意，是摩，而不是揉**，摩只是掌心皮肤与肚脐周围皮肤的快速摩擦运动，而揉则需要有向下压的力量。所以说平时很多人做的都不是摩腹，而只是揉肚子。

掌心劳宫穴为心包经穴，心为君主之官，五脏之首，而心包乃心之外卫，"代心受邪，替心行令"，所以可说搓热掌心劳宫穴，本身就是对心的养护。而神阙为先天经络汇聚之处，肾为先天之本，故必通于肾气。心主神志，肾主骨生髓，脑为髓海，神明藏焉。

掌心与肚脐的温热之约，可以使心肾交通，单这一步操作就特别有助于提高睡眠质量，安神健脑。

○ 脐上为地，脐下为天——揉腹

由单手改双手，将双手掌重叠，以手掌心附着在肚脐上，稍用力向下按。以肚脐为中心，顺时针摩动，频率较前一步操作要慢一点，范围由小到大，直至整个腹部，至少 5 分钟。

在上要摩至中脘穴，在下要摩至关元穴，这是本节操作的关键之处。为什么呢？

腹部可分天地，以神阙为界，脐以上为地，脐以下为天。地在上，是因为脐以上为中焦，居脾胃，脾胃为气血生化之源，主化生水谷精微物质，供应人体后天营养，为后天之本。中脘穴为六腑之会，胃之募穴，穴居胃之中部，为呵护后天脾胃的重要大穴。

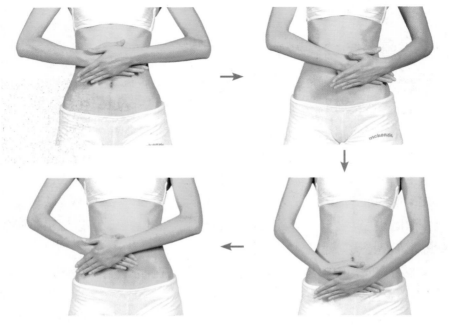

▲ 揉腹

天在下，是因为脐以下为下焦，居肝肾，肾藏先天精气，主生长发育，而肝藏血，精血同源，相互资生，所以肝肾合称为先天之本。**关元穴为丹田所在，内存元气，关乎先天，为滋养先天之气的重要大穴。**

脐在中，脐水平线就是先天与后天的分界线。两手重叠，边按边揉，穿越先后天的分界线，刺激先后天的代表穴，可起沟通天地，先后天同补的神奇作用。

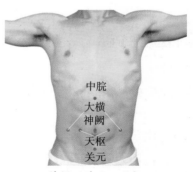

▲ 神阙、关元、天枢、
中脘、大横

○ 掌下乾坤，升降有序——晃腹

当整个腹部都有温热感或气血流动感时，就可以开始本节的操作了。

姿势与前一步相同，仍然是两掌相叠，旋转摩动。所不同的是，当手

掌移动到右侧腹部时，左侧手的四指稍弯曲，用力回拉，右侧手的掌根用力回推；当按摩到左侧的时候，右侧手的四手稍弯曲，用力回拉，左侧手的掌根用力向回推。如此反复，使腹部横向晃动起来。**注意，操作的重点部位在腹之两侧，就是与肚脐相平的侧腹位置，**但当手掌移开这个位置时，还要稍带着摩动到腹上的中脘和腹下的关元。

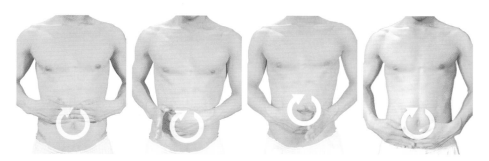

▲ 晃腹

动作应该缓慢、柔和，不求快，但求把动作做到家，大概每分钟按摩 20 次左右。当你按摩到 40 次左右的时候，就会发现你的肠子咕噜噜的声音了，你感觉到了吗？

这是因为在侧腹部与脐相平的位置上有足阳明胃经的天枢穴和足太阴脾经的大横穴。脾与胃同居中焦，共同管理人体消化功能。可以说二者一脏一腑，一阴一阳，生理上、病理上的关系十分密切，将二者合称为"后天之本""气血生化之源"。而脾经与胃经又相互联系，称为"脾胃相表里"。脾与胃的联系主要表现在以下三个方面。

一纳一运

胃主纳，脾主运，一纳一运，才能完成消化、吸收、输送水谷精微的任务。《素问·厥论》曰："脾主为胃行其津液。"就是说饮食物经过胃受纳和腐熟之后，还能过脾的作用，把消化得到的富有营养的津液输送到其他脏腑和人体需要的各个部分，胃不断受纳和腐熟，而脾不断"为胃行其津液"，以使胃继续纳食，两者密切配合、协调工作，才能完成消化运动。

一降一升

胃主降浊，脾主升清。胃主降主要表现在胃受纳腐熟的水谷及时下传，保持胃肠的虚实更替。脾主升主要表现在水谷精微之气的上输，通过肺与心化生气血的过程。升与降，相辅相成，有升才有降，有降才有升。脾之清气不升，可致胃之浊气不降，而胃之浊气不降，亦可引起脾之清气不升。

一湿一燥

五行上，脾胃皆属土，但脾为阴土性湿，胃为阳土性燥。湿为水化，燥为火化，湿燥相合，水火相济，水谷乃能化。

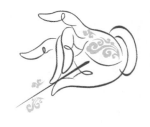

脾胃之气一升一降的运动正常，不仅关系到脾胃的消化功能，对于人的整体功能状态也会产生巨大影响。正因为刺激了脾经的大横和胃经的天枢，调节了脾胃之气的升与降，才使得先天与后天之间真正地交融在一起，相互资生，相互补益，也才真正达到了摩腹养生的目的。

什么时候做最好呢？

饭后半小时后比较好，而且不要坐着或躺着做，最好饭后散步时边走边做，有句谚语叫作"饭后百步走，活到九十九"，为什么没有人想活到百岁呢？

每天坚持在饭后半小时后，边走边做三步摩腹法，也就 15 分钟吧，也许可以帮助你"活过百岁"呢。

程氏针灸 三步摩腹法

饭后百步走，活到九十九。
边走边摩腹，三步过百岁。

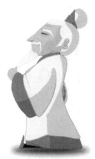

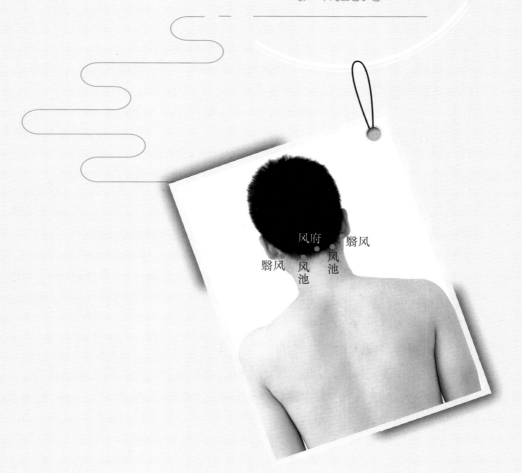

第七章

风穴

——挡风的羽扇，
护城的河

风府 翳风
风池
翳风 风池

百病由"风"起

我有一个朋友，是一个特别注意保养的人，虽然年过五十，但看起来十分年轻，加上穿着打扮十分讲究，看起来就像 40 岁的人一样，以至于他去弟弟的单位时，别人一直以为我这个朋友才是弟弟。

深秋的一天，天气突然变冷了，还有点小风，我们约在一个咖啡厅见面，只见平素着装入时的他显眼地围了个大围脖儿。于是我就问他了："你怎么裹得这么严实啊，是感冒了吗？"

"哪里，今天不是变天了吗，天冷了，还有点小风，咱这把年纪可不如你啊，千万小心别让风吹着了。"他感叹着自己的年龄。

我说："你这下可做对了，中医里有句话叫'风为百病之长'，你护住的部位正是风邪容易侵袭的地方啊！"

○ 中医的"风"与众不同

风是我们最常见的一种自然现象。自然界一年四季都有风，甚至每天都会刮风，但是能给我们最深感觉的恐怕是冬末初春的风了，尤其是在我国的北方，冬末初春的风更是频繁出现，并且因为随风而来的沙尘暴，让人对风的感觉更加深刻。因为春季是多风的季节，所以中国的五行学说，就将春季和风一起，归属于木行。而在中国传统医学看来，自然界的风不仅会给我们带来沙尘暴，它还会由自然界吹入我们的身体，使我们的身体因为风的入侵而患病。

其实在大多数情况下和对于大多数人来说，自然界的风对人来说都是没有害处的。但是如果人的体质比较弱，或者突然遭受猛烈的风吹袭的话，人就会因为风而得病。中医将这种能够让人患病的风称之为"风邪"或"贼风"。

（一）风为阳邪，轻扬开泄，易袭阳位

风邪的特性是喜欢动而不喜欢静。风本来就是因为空气的流动造成的，本来就是只有运动才有风，所以风的特性是动。按照阴阳学说的阴阳属性划分，安静的属阴，运动的属阳，所以将风邪称为"阳邪"。

风是空气流通而形成的，空气当然是轻而容易上扬的，并且很难挡得住，只要有一个小洞，风就能进来，所以风邪有"轻扬开泄"的特性，哪怕是身体上的一点点小虚弱，经络当中的一点点小缝隙，"门没关好，窗没闭严"，风邪都会乘虚而入。

因为风邪是阳邪，而人体的上部头颈面部按照阴阳属性的划分，也是属于阳的部位。按照同性相通的原理，属于阳邪的风邪就容易伤害同属阳性的头颈面部，例如颈部天窗、天牖等穴就是风邪入侵人体的小窗户。

而在人身上，风邪开泄则主要表现为风邪所导致的疾病，大都有毛孔开张，有汗的症状。所以风邪侵袭，常伤及人体的上部（头、面）、阳经和肌表，使皮毛腠理开泄，出现头痛、汗出、恶风等症。故《素问·太阴阳明论》说："伤于风者，上先受之。"

（二）风性善行而数变

"善行"，指风性善动不居，游移不定。所以风邪所导致的疾病具有病位变幻不定，没有固定位置的特征。比如风湿病、类风湿病等按照中医辨证属于痹证的疾病，如果症状表现是游走性的关节疼痛，疼痛的部位不固定，就称为风邪偏盛的风寒湿痹证，称为"行痹""风痹"。

"数变"，指风邪所导致的疾病具有病情变化多端，发病、病情变化迅速的特点。如风疹块（荨麻疹）就表现为皮肤瘙痒时而发作、时而停息，风疹块出现的位置不固定，此起彼伏，时隐时现等特征。同时，以风邪为先导的外感性病证，一般具有发病急，病情变化快的特点。如面瘫，中医认为是因为头面部被风吹袭所导致，表现为突发性的口眼㖞斜；而属于中医"风水证"的水肿病，表现为发病有轻微的疑似感冒的症状，然后迅速出现全身肿胀、尿量减少的症状，所以《素问·风论》说："风者，善行而数变。"

（三）风性主动

"主动"，指风邪所导致的病症具有动摇不定的症状。常将肌肉抽动的病症，眩晕病症，震颤病症，肢体关节抽搐的病症，颈项强直、角弓反张、两目上视的病症归属于风邪所导致的病症。比如震颤麻痹、缺钙肌肉抽动、破伤风、狂犬病、病毒性脑炎导致的抽风、癫痫、梅尼埃病等病症，中医认为病因是风邪入中所致，所以《素问·阴阳应象大论》说："风胜则动。"

（四）风为百病之长

长者，始也，首也。风为百病之长，一是指风邪常常合并其他邪气侵袭人体，导致人体发生疾病，常常是外邪侵袭导致病变的先导。因为在开始就说了，风的特性是轻扬开泄，容易使人的毛孔张开，这样其他寒、湿、暑、燥、热等邪气就容易从张开的毛孔侵袭人体。从而形成风寒、风湿、风热、风燥常兼他邪合而伤人，为外邪致病的先导。因风性开泄，凡寒、湿、暑、燥、热诸邪，常依附于风而侵犯人体，从而形成外感风寒、风湿、风热、风燥等证。《临证指南医案·卷五》说："盖六气之中，惟风能全兼五气，如兼寒则曰风寒，兼暑则曰暑风，兼湿曰风湿，兼燥曰风燥，兼火曰风火。盖因风能鼓荡此五气而伤人，故曰百病之长……由是观之，病之因乎风起者自多也。"

二是指按照中医的辨证，由于风邪所导致的病症在人类的外感类疾病中最多。因为一年四季都会刮风，风邪在全年都存在，所以风邪侵袭所导致的病症最多。我们知道，风是最难防御的，只要有空洞，风就能进去，所以在人体而言，风邪最容易侵犯进入人体，侵害人体的各个脏腑组织器官，发生多种疾病。古人甚至将风邪作为外感致病因素的总称。所以《素问·骨空论》曰："风者，百病之始也。"《素问·风论》曰："风者，百病之长也。"

○ 颈项部是风口

前面讲了，风为阳邪，易袭阳位，颈项就是阳位，易受风侵袭。从穴位的名字上就可以看出来了，比如颈部有穴位天窗、天牖（牖也是窗户的意思），这都指的是人体体表开的小窗户，穴也位居颈侧，最易受风。

然而，这还不是最易受风的穴位。天窗和天牖，虽易受伤，但因位居颈部，处头之下，就像在屋檐下似的，受不了多大风，受了风问题也不严重。可是，项部有几个穴位无遮无拦，千万不能被冷风吹了，不然有"轻则面瘫，重则中风"的危险。

哪几个穴位呢？都和风有关，还都以风取名，那就是耳垂后下方的翳风、枕骨下面两旁的风池和正对枕骨大孔的风府。这三个穴位都带一个"风"字，让我们一个个仔细讲来。

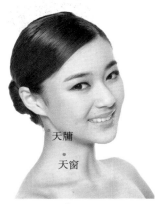

▲ 天窗、天牖

翳风——挡风的羽毛扇

天下闻名的诸葛亮一年四季拿着把大大的羽毛扇，很重要的一个作用就是挡风啦。你想，天天在外面行军打仗，难免受风受寒，风不算太大时，用扇子挡挡，也算是养生吧。当然，这是玩笑了。不过在人体上的确有一个挡风的羽毛扇，就在我们的耳垂后面。

○ 护颈的羽毛扇

这个位置为什么叫作"翳风"呢？

你看啊，它的位置在耳垂后，当人向前走的时候，如果迎面遇见了风，耳垂是不是就能给挡上了？所以这个穴位是被耳垂遮挡的位置，能够避免被迎面而来的风邪吹袭。而"翳"这个字的本义，就是指用羽毛做的大扇子，也就是遮挡风邪的羽毛扇。人体的耳垂就像是蒲扇一样为这个穴位挡住了前面来的风，所以称之为"翳风"穴。

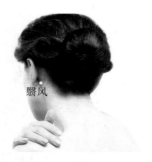

▲ 翳风：在耳垂后耳根部，把耳垂向后一按，按压在颈侧部的皮肤上，耳垂后面边缘上即是

相信很多人都有过这样的一个生活经历。就是如果你穿了一件风衣，或者任何有领的衣服，正在外边行走的时候，突然刮起了一阵大风，并且比较冷的时候，你会做出一个动作，那就是把领子立起来，然后低下头来，俯身向前走。其实，这么做，从中医的角度讲，也是有依据的。那就是领子立起来以后，再加上低头，实际上就已经把我们耳朵后面的翳风穴给挡了起来，就会避免翳风穴被风邪侵袭了。

那么，翳风穴在现实中，还有什么意义呢？

○ 翳风压痛，面瘫预兆

如果你在清晨洗脸、漱口时突然发现一侧面颊动作不灵、嘴巴㖞斜，病侧面部表情肌完全瘫痪，前额皱纹消失、眼裂扩大、鼻唇沟平坦、口角下垂，露齿时口角向健侧偏歪。不能作皱额、蹙眉、闭目、鼓气和噘嘴等动作。鼓腮和吹口哨时，因口唇不能闭合而漏气。进食时，食物残渣常滞留于病侧的齿颊间隙内，并常有口水自该侧淌下。由于泪点随下睑内翻，使泪液不能按正常引流而外溢。你就是面瘫了！

仔细回想一下，前一天在耳垂后的翳风穴处有没有疼痛感或压痛感呢？

为什么会发生面瘫呢？

面瘫发生的原因就是面部被风邪兼夹寒邪或者热邪从面部的肌腠、经络、穴位侵袭入内，痹阻了面部经脉的气血运行，使面部血液循环不畅。造成面部缺血、缺氧引起面部神经麻痹、发炎，甚至坏死。使面部肌肉，不受大脑控制产生松弛下垂，而表现为口眼㖞斜。

这样说太专业，举几种容易发生面瘫的情况吧。

开车贪凉

尤其是夏天，不舍得开空调，或者想来点自然风，那就开窗户吧。结果车里很闷热，窗外凉风一吹，虽然舒服，不想风邪乘毛孔打开之际，从侧面侵袭了翳风穴。

饮酒之后

酒，尤其是白酒，饮后使人燥热，血流加速，汗出而毛孔开，饮酒的人也不自主地解开衣服领扣，感受凉凉的风，却不知汗出的同时风邪也从毛孔中侵入了翳风。

夏夜不关窗

夏夜睡觉，本就容易出汗，却睡在窗边，看似凉快，但睡实之后，风却从窗直吹了耳后翳风。

○ 面瘫的七天加重期

面瘫，可是针灸的适应证，许多人得了面瘫，首先想到的是用针灸治疗。

病案

一天，一个出租车司机来门诊找我看面瘫，一问才知道已经发病 7 天了。我问他为什么不早点来针灸。

他虎着脸说："怎么没有，第 2 天就去扎针了，在家附近的一家医院扎的，是个年轻大夫，满口说这不算什么大病，针灸能治好，没想到连着扎七天都没见好，反而越来越重了，后悔啊，真应该早点找您来……"

我微微一笑，手指摸到他患侧耳垂后面的翳风穴，用力一按，他"啊"地一声音疼得大叫出来，我解释道："不是医生扎的问题，是你自己的问题，你发病之前是不是有感冒症状，这里也有点疼？"

"是啊？"他一头雾水。

"耳垂后面这里是翳风穴，也是面神经通过的部位，面神经管所在，而面瘫就是面神经因周围组织炎症、充血、水肿而被压迫，使其所支配的面部区域出现瘫痪，发病之前有明显压痛的人，多发病后症状较重；而一旦发病，这里还不自主地一跳一跳地痛，或是按上去疼痛明显，一般预示着未来1周症状会加重，此时即使治疗，也不会完全抑制住症状的加重……"

应该怎么治疗呢？

一方面告诉患者这可能出现的加重过程，让患者放心并积极配合治疗。另一方面在7天之内，以远离面部的穴位为主进行针刺，所选择的穴位所在经脉多是上达于头面部的经脉，如手少阳三焦经、手太阳小肠经、足少阳胆经的穴位等，而面瘫局部只宜采取轻刺激的方法。

过了7天加重期后，则以面瘫局部选穴为主，此时翳风穴就是重点要针刺的穴位了。

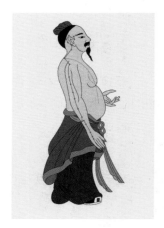

▲ 手少阳三焦经

○ 翳风刺血法

在急性期的时候，难道就不能刺激翳风穴了吗？可以在患侧的翳风穴处，用刺血拔罐的方法，祛除局部的瘀血，祛除风热邪气。

程氏针灸 翳风刺血治面瘫法

具体操作：在患侧耳垂后疼痛最为剧烈的地方用75%酒精棉球消毒，然后用采血针迅速刺入痛点内约0.2寸（约5mm），再选用1号玻璃罐在该穴区拔罐，留罐5~10分钟，能够清泻热毒、活血化瘀、疏通经络。

　　不会刺血拔罐也没关系，可以用程氏梅花针叩刺翳风穴，手法可以重一些，让局部轻微渗血，亦可以起到相近的效果。

风池——能够祛风的护城河

　　翳风，只是挡风的一把羽毛扇，风邪力量稍大一些，就需要另外一个屏障来阻挡了，那就是风池穴。

　　为什么叫风池呢？池，在古代专指护城河，就是围绕在城之外的那圈有防卫作用的水路。我们经常听到"攻下某座城池"的说法，城池二字连在一起，是有特定含义的。护城河在我们今天已经看不到了，不过，只要我们看一看电视上的历史剧，就能感受到它的存在。在古代，城市的周围都有一条环绕的河，要想进城，必须先过河，所以它有护卫城市的作用。敌人要想攻城，就把吊桥拉起，这样他就难以奈何，所以护城河对于城市来说，就是一道保护的屏障。当然，称作池，也形容这里是一个明显的凹陷。

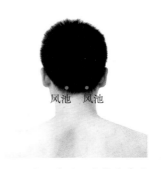

风池　风池

▲ 风池：采用正坐或俯卧的取穴姿势，风池穴位于后颈部，颅骨下方，两条大筋外缘凹陷中（胸锁乳突肌、斜方肌与颅底形成的凹陷），相当于与耳垂下缘齐平

　　古人有一句话叫作："高巅之上，唯风可到。"为什么要把脑血管意外、脑血管栓塞的病叫中风呢？这就说明我们的头，这个高巅之处，只有风可以到这里，所以头痛病又叫头风。风池是足少阳胆经的穴位，位于头项之交界处，正好是风邪进入头部的地方。它的作用就像是一道护城河，把头这个"城"护卫起来，不让风邪入侵。也就是说，风池穴是风邪入脑的一个屏障，要想攻下这个"城"，就必须首先破掉这个"池"；而想要守住这个"城"，也要从守护这个"池"做起。

　　怎么做才能祛风守城呢？

**针程
灸氏 风池祛风法**

双手十指自然开张，紧贴枕后部，四指在上位于头顶后部，拇指在下，点按双侧风池穴约 5 秒钟，四指与拇指略相对用力，使穴区感觉到明显的酸胀感。每次按压不少于 30 下，多多益善，以自感穴位处发热为度。

当然，这个穴位也可以用程氏梅花针叩刺，只不过与翳风穴不同的是，风池穴本身祛风作用较强，所以不用叩刺轻微出血，只是局部潮红为度即可，大约每侧风池穴要叩刺 200 下左右，**注意针尖与穴区皮肤的垂直**。

这个方法的好处可有很多呢。

○ 常按风池防感冒

天气剧烈变化的时候，如果稍不注意就会感冒。尤其是流行的甲型流感，更是让人防不胜防，对人体健康危害也极大。所以预防感冒是保健强身的当务之要。防治感冒的方法有很多，我根据多年的切身体验，给您特别介绍一种简便易行的方法———按摩风池穴。

根据中医经络学说，风池穴属足少阳胆经，位于颈部耳后发际下凹窝内，主治感冒、头痛、头晕、耳鸣等。每天坚持按摩双侧风池穴，能有效地防治感冒。

依我的经验，无感冒先兆时，按压酸胀感不明显。酸胀感若很明显，说明极易感冒，此时就要勤于按摩，且加大按摩力度。当出现感冒症状，如打喷嚏、流鼻涕时，按摩也有减缓病情的作用。这个防感冒良方效果明显，不妨一试。

○ 常按风池缓头痛

头痛是一个自觉症状，是由多种因素引起的，临床上颇为常见。头为诸阳之会，又为髓海之所在，其正常的生理活动要求是经络通畅、气血供应正常，使髓海得以充养。而紧张性头痛、血管神经性偏头痛、青少年性头痛及功能性头痛，中医认为是经脉瘀滞，气血运行不畅，不通则痛所致。

　　我有一个邻居，他家的孩子在高三冲刺阶段，曾经有一段时间因为压力过大，精神高度紧张，而导致头痛频频发作。孩子马上就要高考了，结果被头痛缠上了，本来就精神紧张，又因为头痛而不能专心复习，更加感觉到压力大，精神紧张的程度就更加厉害了，有时候整晚头痛、失眠，睡不着觉。这样一来他的精神状态就变得极度不好，接连两次模拟考试成绩都十分不理想，让他的父母特别着急，领着他去了中、西医院的神经内科求治，结果吃了什么药效果都不是十分理想，头痛依然频繁发作。

　　孩子头痛老不好，没有心思学习，他的父母比谁都着急。在各种方法都见效不大的情况下，他想起了我，就上门请我给他们出出主意，看有没有什么好办法。经过检查之后，我就告诉他们，最近不要给孩子太大的压力，孩子都大了，自己知道用功读书，不要整天在孩子耳边唠叨，给孩子增加压力。要多关心孩子，多跟孩子交流，让他把压力释放出来，才能彻底解决问题。同时，我还交给了他们一招既可以有效缓解头痛，又可以加深亲子关系的按摩方法——按风池。

　　具体的方法就是，在孩子读书读累时，要让孩子休息一会，在休息的过程中，父亲或者母亲一边跟孩子聊天，一边伸出双手，十指自然张开，紧贴后枕部，以两手的大拇指指腹按压在双侧风池穴上，适当用力上下推压，让孩子能够稍微感觉酸胀为度，连续这么按摩15分钟左右，一方面可以加深亲子感情，使孩子精神放松，一方面可以刺激颈后血液供应，使大脑的供血供氧充足，使大脑的功能能够得到良好发挥。

　　结果，他的父母听了我的推荐以后，就每天坚持跟孩子交流，给孩子做按摩，不到半个月的时间，孩子头痛的感觉就消失了，同时精神状态也变得好了起来，在后来的高考中发挥良好，上了自己和父母都很满意的一所高校。

○ 常按风池治颈椎

点按手法不但具有以指代针的作用，而且点穴可以刺激穴位周围交感神经和副交感神经的兴奋性，所以点按风池穴可通经络气血，使其通则不痛，达到迅速止痛的目的，减轻患者的痛苦，为进一步治疗提供空间，是颈椎病止痛的有效方法之一。

病案

我曾经遇到一位教授，岁数不小了，平常身体都很好，但是有一天起床之后突然就觉得颈部疼痛不适，头向一侧倾斜，转动困难。他意识到这是落枕了，赶紧贴上几帖止痛膏。谁知从这以后，就开始经常落枕，影响了生活质量，无奈之下去看医生，经拍片证实颈椎骨质增生，原来经常落枕的原因是颈椎病在作祟。我先给他用拿法，按摩了10分钟的风池穴，等他颈部疼痛的感觉减轻之后，又给他用拔罐治疗了几次，才算是让他摆脱了频频落枕的痛苦。

○ 常按风池助降压

风池穴具有息风清热降火，通畅气血，疏通经络的功能，有止痛作用迅速、效果良好的特点。不少高血压患者，差不多都有这样的经验，只要头颈后面"板牢了"，往往一量血压，就比较高了。现代针灸研究发现，针刺风池具有扩张椎－基底动脉作用，增加脑血流量，改善病损脑组织的血氧供应，

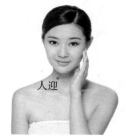

▲ 人迎

使血管弹性增强，血液阻力减少。因此，经常按风池穴可以预防高血压。那么，血压已经高了怎么办？如果再配合刮人迎穴，血压应该能下来些。

记得曾经有一个60多岁的患者来我这里，让我给他瞧三叉神经痛的病症。当时他主要就是被三叉神经造成的牙痛折磨得不行，听说针灸治疗的效果还不错，就来找我治疗。在我给他扎了几针以后，他觉得牙痛的感觉大大减轻了。可是，牙痛去掉以后，他说最近几天还总感觉头晕、头痛，这个头痛主要是后脑至头顶的部位感觉比较明显。我就顺便给他量了量血压，结果为170/110mmHg。于是我就给他按了几下下颌下面颈动脉搏动的地方，每次按压10秒左右，然后松开，过2分钟再按压10秒。如此按压5次以后，他感觉头部清爽多了。于是我又告诉了他一个平时可以降血压、防止血压升高的方法，就是按压风池的方法。然后又告诉他，这个方法只是平时感觉不到头晕、头痛等血压升高的时候用；一旦感觉头晕、头痛的话，就要按压人迎，就是喉结两旁的颈动脉搏动的位置。但是，我严肃地告诉他，按压的时候按的手法不能太重，也不能按的时间太长。重要的是不能两侧同时按压，以免造成危险。

结果他回家以后坚持按压风池穴，就很少发生头晕、头痛了。

风府——千万不能中风的政府

如果风邪攻破了城四周起到守护作用的风池，接下来就直入城内了。城内是什么呢？

"府"是什么意思呢？我们常说"府上""贵府""政府"，而"府"的

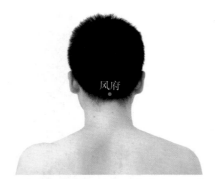

▲ 风府：正在人的后颈部中央，后发际正中直上1寸，枕外隆凸（也就是后脑部高起的骨头，有人称作反骨的地方）直下凹陷中

一个较原始的意思是国家保存重要文件、财物的地方，所以又叫"库府"或"府库"。而"府"的另外一个意思就是"官府"，是地方或中央政权聚集的地方。由此可见，"府"是一个很重要的地方所在，政府所在的那个地方，就叫"府"。

城内为府，指的就是我们的中枢神经系统，风府为督脉的穴位，督脉直通于脑内髓海，穴下深部为延髓所在地，也就是呼吸、心跳等生命中枢所在的地方，能不重要么，此处怎能随便让风邪出入，一旦受风，就是严重问题，呼吸、心跳就会受到影响，甚至危及生命，就是我们所说的"中风"了。

相信很多人对于中风这个病都不陌生。可是您知道这个病为什么叫中风吗？

这是因为中医认为这个病一方面是因为风邪侵入人体导致；另一方面，中风这个病的发生，就像是一阵大风刮来，把东西刮倒一样，发病突然，所以将这个病称为中风。

我们讲了，风府穴正好处在枕骨的地方，在枕骨孔的位置，所以这个部位中医认为是风邪入中大脑，导致中风发生的部位。而通过按摩这个穴位，就可以有助于中风病人祛除风邪外出，还能促进大脑的血液供应。

注意　不过，这个部位切忌暴力按压，我们针刺这个穴位时，都特别小心，不能针刺过深，也不能做多样化的手法，甚至不留针，就是因为这里太重要了，稍有不慎，会引起大问题的。

○ 按摩风府治失语

记得我看过一个中风之后失去语言能力的患者，这位患者中风以后，不仅仅有偏瘫的问题，还出现了说话不清，无法表达自己的意思，整天"啊、啊"的，很是痛苦。怎么办呢？我教给了他的家属一个很简单的方法，就是按摩风府这个穴位。

针程 按摩风府治失语法
灸氏

　　首先，由于这个穴位正处在枕骨孔的位置，所以对这个部位的按摩，不能够用力过大，用力过猛，不然就可能会适得其反，危及生命。按摩的时候用大拇指的指腹适当用力，可以先在自己的头上试试，以不感觉不适为度，然后在这个地方轻轻揉动，每次坚持按揉 10 分钟，直到风府局部有温热感为止，每天按揉 3~5 次，坚持 1 个月左右。

　　这位患者的家属回家之后，就按照我教的方法每天给患者按揉，没想到，还不到 1 个月，患者就已经能够说成句的话了。

呵护风穴的简单方法

○ 风邪的进攻路线

　　风邪伤人，不是没有规律可循的。如果了解了它的进攻路线，然后准确设防，有针对性地布置兵力，就可以预防疾病。

　　看看这个图示，有没有发现原来翳风、风池、风府三个穴位大约在人体项部的同一个水平上。三穴由外至内的排列顺序，就是风邪由表及里伤及人体的入侵路径。

　　翳风穴是被耳垂保护不被风邪入侵的穴位，能够阻止从前面吹袭而来的

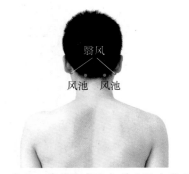

▲ 风池：胸锁乳突肌与斜方肌上端之间的凹陷中

翳风：乳突前下方与下颌角之间的凹陷中

经气流行从风府进入大脑……

风邪。而风池是保护风府的城池，就是说，即使是风邪入侵，也要先经过风池这一关，只有风池这个护城河被攻破以后，才能够侵害到风府，直中脑窍。而风邪一旦越过风池，深入风府，就是严重问题了。

风邪入侵的时候，首先从翳风穴进入，然后沿着经气循行的方向进入足少阳胆经，到达风池穴。如果风邪比较旺盛，在风池穴没有被阻挡住，风邪就继续向前，从大椎穴进入督脉，沿督脉的

○ 防风三穴的排兵布阵

野战排头兵——翳风

要注意经常搓摩、点揉翳风穴。搓摩穴区局部发红，可以祛风预防感冒面瘫；点揉翳风看其疼痛程度，可以判断风邪是否侵袭身体，以采取更具针对性的治疗措施，将风邪扼制在城池之外的野外之地。

城墙守卫兵——风池

有一点外感症状了，如头痛、头晕、颈部紧张不适等，记得要点揉风池穴，止痛、散寒、祛风，缓解症状的同时，守住城外这道护城河。

政府禁卫兵——风府

不禁被风邪直中，我们还有最后一道防线，虽然兵力少，但对缓解危重症状，危及救命还是可以做到的，就是用上面的轻揉手法。

也许你会说，"单兵作战不如集团合击"，三穴的防风兵力能否集合在一起呢？当然可以，下面就是这样的方法。

针程灸氏　防风三穴法

将双手搓热以后，四指并拢，放于后颈部，左右交替自翳风经风池到风府，来回摩动，直到颈后部发热。通过加强这几个穴位的气血运行，加强人体防御风邪入侵的能力，不失为集团作战的好方法。

当然，更为简单的呵护方法就是一条围脖，你要是年老体虚，自觉兵力不够，不如把 3 个容易受风的穴位保护起来吧，像本章开始介绍的我的那位朋友一样，小心呵护，养生于细节。

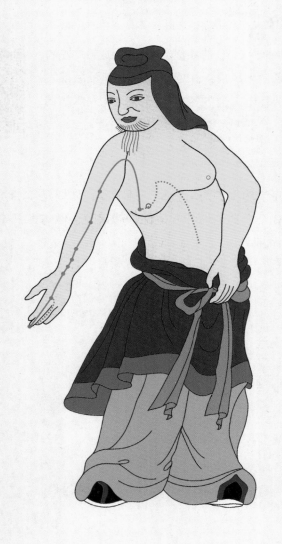

第八章

大椎

——诸阳之会，
通阳泄热

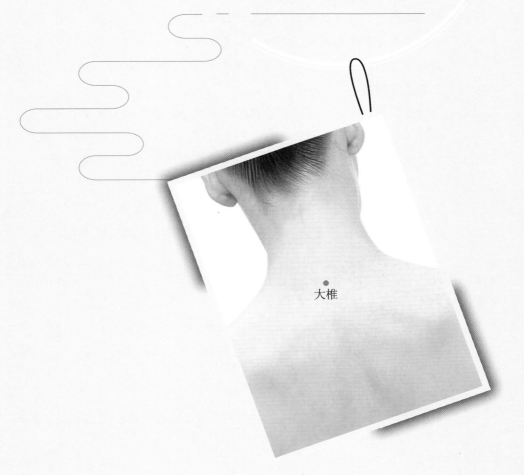

大椎

大椎巧治风湿病

病案

一次朋友聚会中，遇到了一位地质大学搞勘探研究的教授，向我提出了一个问题，希望得到我的帮助。

作为矿业公司的工程师，他们经常下矿井去探查，进了矿井，会经过不同的矿层，地下土层的差异，使得矿井内的温度经常是忽冷忽热，热得时候满身是汗，衣服都湿透了，冷的时候，那个寒气像刀子一样"嗖，嗖"地往骨缝儿里面钻，虽然有特质的勘探服可以防风保暖，但在这样骤然冷热的交替刺激下，根本就不管事，结果导致许多下矿的人患有风湿病——这也是矿下工作者的职业病之一，风湿病对他们的命中率几乎是100%，有什么方法可以预防呢？

当然，对付这种病最有效也最简单的手段就是离开矿下，不做这份工作。"可是工作总是要有人做的呀！"这位教授这样说。挖矿的人，经常是一年，甚至一年半才有机会休假，除了离开矿下以外，就没有什么好办法了吗？

我想了想，给他支了一招。结果不久之后，他就给我打电话，说按照我说的方法做以后，果然他们腰膝冷痛红肿的症状大为好转了。

究竟是什么方法呢？别急，先让我们来了解一个穴位吧。

○ 大椎大椎，最大的椎

取坐位，低头，大椎穴位于颈部下端，第七颈椎棘突下凹陷处。低头的时候我们用手顺着脖子向下摸，在脖子和背部交接的地方，有一个非常明显的骨性突起，那就是第七颈椎的棘突，在它的下面凹陷内就是大椎穴。

很多人都这样告诉你取大椎穴的方法。但是，尝试了以后，有些人会提出问题：为什么颈后有两个明显的骨性突起呢？到底哪个才是第七颈椎？

有了这样的疑问没关系，我们用专业的方法来判别。

[针程灸氏] 大椎取穴法

还是取坐位，低头，你站在患者后面，一手扶其头，一手拇指指腹放于项后的骨性突起上，然后让他缓慢做低头抬头的动作，如果感觉到拇指下的骨头是前后活动的，那这个高骨就是第七颈椎的棘突了。相反，如果前后不移，则是第一胸椎的棘突，因为有少数人一低头，颈后会有两个高起的骨头，也就是说不光第七颈椎棘突会高，第一胸椎棘突也会高起。

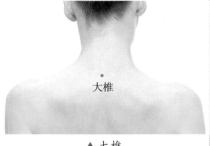

▲ 大椎

另外还有一个参考标准，就是将**两侧肩部的中间做水平连线，大椎穴应该在此连线水平之上**。

○ 大椎大椎，诸阳的会

大椎穴为督脉之穴，督脉具有统率和督促全身阳经的作用，故督脉有"总督诸阳"和"阳脉之海"的说法。

而这些阳经汇聚到督脉的什么穴位呢？

就是大椎穴了，它是手足三阳经与督脉的交会穴，无论是手三阳经还是足三阳经，都有支脉分布到大椎穴处，和督脉相交会。**故大椎被称为"阳**

中之阳"，具有统领一身阳气的作用。《针灸甲乙经》谓："大椎，在第一椎陷者中，三阳督脉之会。"

什么是阳气呢？

阳气，在中医理论中被认为具有温煦、推动、防御、固摄的作用，就好像自然界中春夏的时候阳气一天比一天旺盛，天气一天比一天热，是动植物生长、繁殖的黄金时期，而秋季和冬季阳气一天比一天衰弱，阴气一天比一天盛，所以万物的生命都归于潜伏、休眠的状态。中医认为人体的生命是和自然界的变化相一致的，所以对于人体来说阳气是处于第一位的，是维持人体生命和防止人体发生疾病的重要物质。

古人把阳气比作天空与太阳的关系，如果天空没有太阳，那么大地就是黑暗不明的，万物也不能生长。所以天地的运行，必须要有太阳。而人身的阳气，要调和才能巩固它的防护功能，不然就会招致病邪的侵入。《黄帝内经》曰："阳气者，若天与日，失其所，则折寿而不彰。"所以，养护阳气是养生治病之本。

人体是恒温的，总保持着一定的温度，这是因为我们的体内有一个"小太阳"，能为人体的生长发育提供能量，这个在中医眼中就是人体"阳气"。正常的人会随着四季变化、温度寒凉加减衣服。但我们身边有一些人，他们冬天穿很多也感觉身体寒冷，到了夏天也要让自己穿得厚厚的。有的人夏天不敢喝冷水；有的人一年四季四肢冰凉，全身上下都怕冷。很多人不知道怎么治，就算去医院检查也查不出什么毛病，只能年复一年地在寒冷中度过。用中医的理论来解释，这些人属于阳气虚。

如果给大椎穴适当刺激，就可以从一点通诸经，振奋一身之阳气，快速解决阳气虚的寒冷症状。

○ 大椎大椎，烧热的水

正是因为大椎穴对于人体的阳气具有如此重要的作用，所以，我给那个教授朋友出的主意，就是以下方法。

针程灸氏 大椎热水通阳法

每次出矿后，烧一大锅热水，水温比平时略热一些，热水冲刷大椎穴 10 分钟左右，直到穴位处皮肤泛红，整个头颈后背乃至全身皆觉得发热冒汗时，再停歇，沐浴后注意保暖，好好睡上一觉。

这一招看似简单，实是通过热水对大椎进行温热刺激，在野外缺少药物的条件下，代替了热灸的作用，温补了大椎之阳，也就温补了一身之阳，阳气充足，则可祛寒外出，自然缓解症状。不过野外可没有淋浴器，这个教授就准备了两个大桶，一个桶烧热水，另一个桶挂在树枝上，桶底扎了许多眼儿，就是用这样一个原始淋浴器，解决了困扰多年的大问题。

○ 大椎大椎，搓热的手

除了用热水冲洗大椎可以温通阳气，补益人体的阳气以外，我们还可以使用另外一种更为简洁的方式。

针程灸氏 大椎热搓通阳法

先将双手掌心搓热约 1 分钟，然后迅速按到大椎穴上，此时你会感觉到颈后温烫的感觉非常舒服，接着沿着背部正中线以大椎为中心上下搓动，连续搓动至少 5 分钟（可以在穴位局部少抹一点按摩乳或润滑油），使热力向下渗透，使大椎穴局部发热发烫，并向四周放散。

这两个大椎通阳的方法还可用于防治感冒和颈椎不适。

防治感冒有奇招

人为什么会得感冒呢？

让我们从中医角度上来分析一下。自然界的气候变化、季节更替是很正常的现象，中医学中把这些变化归纳为六气，即风、寒、暑、湿、燥、火，一年五时气候变化各有其主气，也就是各有其规律。

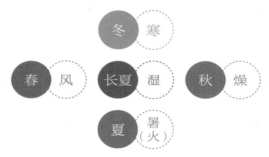

注：长夏指春秋之变（农历六月）阴雨季节，此时湿气最重。

正常情况下，六气是不会伤人的，但在以下两种情况下，六气则变成了六种伤害人体的邪气，称为六淫，致人感冒。

第一种情况是气候变化异常，超出了人体能够调节的范围。例如冬季过于寒冷，或应寒反不寒。或者冬天突来寒潮，春季突然出现倒春寒，夏日突然出现雷雨冰雹等变化剧烈的天气。还有就是现在在城市的办公楼里，夏天吹空调，冬季烧暖气，使得室内环境和室外环境之间的温差太大，以致从室内到室外，从室外到室内，人体不能很快适应这样的温差变化，而导致感冒的发生。

另外一种情况则是人体自身正气过于虚弱，不适应自然界的正常气候变化。这种情况也比较常见。比如有些人，天气稍微有些变化，身体就会受不了。冬天一阵风迎面吹来，就可能让他感冒，洗澡的水温稍微低些，也会感冒。这样的人就是自身的正气比较虚弱，耐不得一点温度的变化。

这种人，就需要使用一些自我按摩、药物补养等方法，增强自己的正气，来防止感冒。

○ 感冒的不同类型

中医认为，引起人体感冒的原因主要是风、寒、热、暑湿等邪气。这其中，风邪往往是感冒的主要病邪，而寒、热、暑湿，则是兼夹的病邪。为什么这么说呢？这是因为风邪，是最活跃的一种病邪，中医认为在六淫邪气当中，风为百病之长。为什么叫"百病之长"呢？就是指很多的外感病症，都是风邪夹杂着其他邪气侵袭人体所致。所以在感冒的病因当中，几乎都是兼夹有风邪的，感冒又被称为"伤风"。

感冒的种类划分，主要是依据风邪所兼夹的其他邪气不同而划分。常见的感冒种类有风寒感冒、风热感冒、暑湿感冒，以及因为体质虚弱、风邪内侵所致的体虚感冒。

按照中医的辨证，风寒感冒属于外感风寒表实证，因为风寒感冒的病人常常症状表现为怕冷的症状较为严重，发热的症状较为轻微，并且常常是发热、恶寒而没有汗，常常感觉颈项部、背部僵硬，拘急，还常有头痛等症状。中医认为这种感冒是因为汗孔闭塞，不出汗，故称此为表实证。而风热感冒、暑湿感冒和体虚感冒，常常表现为发热恶寒并重，甚至是发热的症状比较重，而怕冷的症状较为轻微，并且是常常有汗，有汗出，就是皮肤毛孔开放，属于表虚证。

○ 感冒的攻城守卫战

我们可以形象地把感冒的发病过程比喻成一场攻城守卫战。

外来侵袭的邪气为攻城掠地的敌人，而我们自身的正气，相当于西医所说的免疫系统，就好像是我们保家卫国的军人。如果自身正气充足，就相当于我们的防护体系坚固而有效，就能够抵御外邪于人体之外，不使其侵犯我之疆域。即使是有个别邪气的散兵游勇突破防御进入体内，因人体正气充足，也有能力很快将他们驱除干净，收复失地。但是如果正气不足，再加上外来之邪气势力较强，就会像军队那样，敌人一犯边疆，守卫城防就崩溃瓦解，使得敌人也就是邪气长驱直入，甚至直中心脏，陷入危局。而多数情况下，敌我双方会在城防之上展开拉锯战，此时就出现了恶寒、发热等感冒症状。

我们在治疗不同类型感冒的时候，就像是在跟不同的敌人作战一样，要根据他们各自不同的特征采取不同的斗争策略。

风寒感冒

最简单的方法就是开一个战场动员会，激发士气，一鼓作气，击退敌兵。也就是通过振奋护卫肌表的阳气，而趁邪未深入之时祛邪外出，迅速缓解症状，恢复健康。前面介绍的搓大椎就是振奋阳气的好方法，下面再介绍一个搓鱼际吧。

针程灸氏 风寒感冒搓鱼际法

手部大鱼际与呼吸器官关系密切，而且是手太阴肺经经过之处，每日搓搓，对于改善易感冒的体质大有益处。其方法是：对搓两手大鱼际，大约搓 1~2 分钟，整个手掌便会发热。这样做可促进血液循环，强化身体新陈代谢，所以能增强体质，不易感冒。

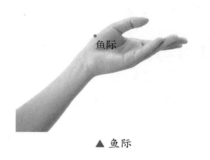

鱼际

▲ 鱼际

风热感冒

可以采取以三棱针点刺大椎穴出血，再加以拔罐的方法，以起到泄热解表的作用。而关于大椎穴的泄热作用，后面会详细讲解。

暑湿感冒

可以在大椎穴按摩或温灸大椎穴以补充阳气，散寒解表，再配合阴陵泉、委中等穴位以祛湿清暑。

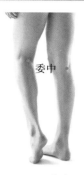

委中

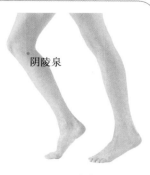

阴陵泉

▲ 委中　　　　　▲ 阴陵泉

体虚感冒

可以在大椎穴上用艾绒进行艾灸治疗，以达到温补阳气，散寒祛邪的目的。

○ 感冒的治疗方法

🥣 姜泥敷大椎治感冒

组成

取鲜生姜，捣烂成泥，摊在布上，放于微波炉中加热，温度以皮肤能够承受为宜。

用法

敷于大椎穴上，再卧床、发汗。

功效

用于治疗风寒感冒的轻症。

🥣 玉屏风散

组成

黄芪 12g，防风 6g，白术 12g，姜 3 片。

歌诀

玉屏组合少而精，芪术防风鼎足形。
表虚汗多易感冒，固卫敛汗效特灵。

用法 ⁓⁓⁓⁓⁓⁓⁓⁓⁓⁓⁓⁓⁓
水煎服，一日 2 次。

功效 ⁓⁓⁓⁓⁓⁓⁓⁓⁓⁓⁓⁓⁓
加强机体的免疫力，加固城墙。

方解 ⁓⁓⁓⁓⁓⁓⁓⁓⁓⁓⁓⁓⁓

方中的防风在古代即名"屏风"（见《名医别录》），其味辛甘，性微温而润，为"风药中之润剂"。方中黄芪实卫，得防风则使邪去而外无所扰，得白术以培中固里，使脾健内有所据。内外兼顾，是固表止汗的良方。因为此方有益气固表止汗之功效，如御风的屏障，而又珍贵如玉，所以方名称为"玉屏风"。主治肺气虚弱，汗孔不能密固的多汗自汗，以及因汗多，抗病力下降所致的容易感冒、短气无力、咳嗽痰稀、面色淡白、怕风畏冷、鼻流清涕等症状。凡自主神经功能紊乱、气管炎、慢性鼻炎、过敏性鼻炎、慢性荨麻疹和肾小球肾炎等疾病，见有上述症状，属于气虚者都可用玉屏风散。特别是表现为稍微运动后就较常人多汗者（中医称自汗），玉屏风散常服效果尤为显著。

温经通络，缓解颈部不适

○ 颈肩不适，大椎热敷

热水冲大椎的方法，由于振奋了一身之阳，所以还可以温经通络，缓解颈肩部不适。

病案

记得一天深夜，我正在埋头写东西，突然一位做平面设计的朋友发来信息求助，说自己连日加班，颈椎病又犯了，现在颈部酸痛难忍，但又要坚持工作，问有什么缓解办法。我同样传授了热水冲大椎的通阳之法，谁知她说家里热水器坏了。没关系，改为热敷吧。于是我让她热一锅热水，把毛巾浸润其中，再反复以热毛巾敷大椎穴，也迅速缓解了症状。

不过，颈部问题不能小觑。伏案工作时脊骨肌肉处于高度紧张状态。随着年龄的增长，颈部及背部的椎间盘还会水分流失，椎间盘因失去弹性而变得脆弱，很容易发生破裂，这些颈椎的损伤是不可改变且不可逆转的，但是可不可以在损伤尚未形成症状、形成疾病的时候，阻止病变进一步扩大呢？这就需要我们在生活中做好保健了。

介绍几招颈椎病的穴位按摩法吧。

程氏针灸 颈椎保健按摩法

第一种　用拇、食、中三指揉拿对侧颈肌 3~5 分钟。

第二种　用双拇指侧缘由上至下交替推摩颈后部 2~3 分钟，再用双手拇指揉按风池穴 1 分钟。

第三种　用两手食、中指按压颈椎棘突两侧，同时配合头部的前屈后伸动作，约 5 分钟。

第四种　用食中二指按揉大椎、肩井穴，再点按曲池、合谷、内关等穴，每穴 1 分钟。

注意　而颈椎问题，还多与不当的姿势有关。注意睡觉的姿势要适宜，使颈背肌肉彻底放松；经常看书写字或在电脑前工作的人，要每隔一定时间就站起来休息、活动一会儿，避免长时间低头工作；已经有颈椎病的人不宜睡高枕头和斜坡枕，可将枕头塑一凹坑，头放入其中，使肩背部着床；而治疗颈椎病贵在坚持，不可因短期内无效而轻易放弃，并且必须配合自我功能锻炼。

○ 颈肩拘急，大椎刺血

如果颈椎问题日久，造成颈肩部经脉拘急，气血极度不通，还可以刺血拔罐。

记得多年以前看过这样一位患者，是从越南战场上复员回来的一位连长。初来时只见他佝偻着上身，头垂得很低，颈部僵直，眼睛甚至要翻着从下向上才能看到我们。一问才知道他在越南战场上，由于战场环境十分恶劣，几年来一直生活在潮湿的猫耳洞中，得了严重的风湿病。患者现在全身关节僵直、疼痛、活动受限，以颈部症状最为明显。

这是一例典型的因寒湿而致经脉气血瘀滞的病例，除常规治疗外，特别加了大椎散刺并拔罐。大椎散刺，既针对病位进行局部治疗，又可以收到通阳散寒的效果，可谓是一举两得。为了加强治疗效果，除了在大椎散刺外，还在大椎上拔了一个罐（这种散刺以后加拔罐的方法，中医称之为"刺络拔罐"）。这个病人是因寒湿引发瘀阻，中医称寒主收引，血液精气因此而瘀阻不通。所以要在散刺放血以后，再通过罐内负压的作用，使被瘀阻了很长时间的瘀血得以排出，从而使得阻滞的阳气得以振奋。

一般病症出血量不多，可那次真没想到，只留了约5分钟，就出了小半罐又黑又浓的瘀血，起罐之后，罐内瘀血粘在罐壁上，倒都倒不出来。而患者却大呼痛快，说颈部有如被巨石压着的不适感觉霍然消失，颈部也能抬起一些。后来经过两个月的治疗，患者的颈部活动范围，基本上恢复到正常的状态。

大椎通阳亦泄热

○ 老同学的耸肩症

2006 年 9 月，我的母校——北京中医药大学迎来了 50 周年校庆，许多相熟的同学在毕业后一直未曾见面，在各自的岗位上多已做出一定成绩，成为一方小有名气的医生或教授，恰逢这个好机会，正好相互切磋。一时间师生共贺、同窗相聚，气氛好不热闹。

一位昔日博士同窗却向我提出了一个问题："你说，近几个月来我的腰、背、肩膀，不自主地耸动，而且还愈演愈烈，这该怎么治啊？"

我一听，也颇觉奇怪，这种症状在我所学的书籍中不曾提到过，该何从下手呢？于是仔细询问起来。

他详细向我描述了一下症状："起初很轻微的，偶尔肩、背耸动一下，我虽然感觉到了，可并没觉得有什么不妥，也许是受了风引起的；但是逐渐就觉得不太对劲了，办公的时候、开会的时候、讲座的时候，甚至坐诊的时候，肩膀、背、腰的耸动，已经达到了我自己不能控制的程度；就连睡觉时我也会因为肩背的突然耸动而惊醒，之后就再也不能入睡了，只能睁眼等着天亮……这时我才意识到问题的严重。"他叹了口气："都是学医的，我嘱咐我的夫人每天帮我按摩肩背，也没什么效果，针灸、推拿在我们医院里也试过了，都没什么效果。"

"肩背不自觉地耸动？那会不会是癫痫呢？"我问道。

癫痫简单来说，就是平时老百姓说的"羊角风"。但是"羊角风"

只是反映了癫痫的一个方面，出现了"抽搐"症状的时候，老百姓才称为"羊角风"。其实癫痫还有很多的表现，比如说会有意识障碍和神志减退。有的意识比较模糊，会出现局部抽搐和局部障碍等，都可以称为癫痫。

"不是。"他摇头说，"神经系统检查、脑电图，甚至 CT、MRI 都做了，不是癫痫或其他脑内疾病。"

"那么会不会是脊柱出现问题？"腰、背耸动嘛，我从最临近可能发生问题的部位考虑。

他还是摇头："X 光、CT，也都做过了，身体上一点问题都没有。我在我们那里理疗、中药、针灸、按摩，全都试过了，基本可以算是没有效果。你看你研究经络这么多年，又有家学渊源，有什么好办法没有？"

他的话对我其实是恭维，经络的确神奇，我只是刚入门，学习还来不及呢，何谈研究多年，不过祖父程莘农院士倒是颇有心得，他在治疗一些疑难杂症时，常从奇经八脉考虑，因为这些病症无法准确归属到某一条经脉论治，往往使医者束手无策；但如果从汇聚多条经脉经气的奇经上加以治疗，往往会起到很好的疗效。

到底应该怎么治呢？别急，先听个故事。

○ 不闭眼的猛张飞

老同学的症状不禁让我联想起和祖父聊天时谈及的一则趣谈。

故事

三国猛将张飞，豹头环眼，相貌魁梧，大喝三声当阳桥就断了，那叫一个威风，连平时睡觉都瞪着眼。不明就里的刺客去杀他，看到他睁眼，都被吓得要命，惟恐被他起身打死。那么张飞为什么睡觉要瞪着眼呢？难道真如人们所分析的，他太警觉了，惟恐被仇家暗杀才练就一套瞪眼睡觉的本领？还是说，他是眼皮太小遮不住眼球？如果这是一种病态，那么张飞的问题出在哪里呢？

陈寿夸耀张飞勇猛，虽然他的武功比不得关羽、赵子龙的技艺精妙，但单是一个"勇"字，足以在全体三国武将中拔得头筹。当阳桥上一声怒吼，喝退百万曹兵；大战马超三百回合，赤膊上阵，战马都累趴下好几匹。张飞的气势不减，这是为什么呢？因为他的体质偏阳，属于易亢奋、多动的体质。偏阳性体质的人，形体结实，面色多略偏红或微苍黑，或呈油性皮肤；精力旺盛，动作敏捷，反应快，性格外向，喜动，易急躁，自制力较差；食量较大，消化吸收功能健旺——这些都与三国中对张飞的描述相符——自身体质偏阳，加上他"大块吃肉，大碗喝酒""嗜酒如命，杀人如麻"的生活方式，使得他的阳气过于旺盛。

不能闭目，是眼睑的问题，而管理人体肢体运动和眼睑开阖的是奇经八脉中的阴阳跷脉。阴阳跷脉是足太阳和足少阴经的分支，起于足跟，分别行于下肢的阳侧和阴侧，上行交会于内侧眼角，阳跷主一身左右之阳，阴跷主一身左右之阴，阴阳气相并，能共同濡养眼目。当阳跷脉经气旺盛的时候，则表现为精神振作，目开而不欲睡，而阴跷脉经气旺盛的时候，则表现为目合而入睡。

《灵枢·寒热病》有"阳气盛则瞋目，阴气盛则瞑目"的论述。张飞阳气过盛，过多的阳气阻滞于阳跷脉中，势必会对他的眼睑开合造成影响，造成阳气过盛而瞋目不闭。明白了这个道理，张飞瞪眼睡觉，也就不觉得奇怪了。

○　大椎治奇病

那么同学的"耸肩症"呢？

他描述的最主要症状是"耸动"，中医理论"动"属阳，而他"动"的部位在背部，"背为阳，腹为阴"，阳跷脉又主肢体运动，从经络角度考虑，有没有可能与张飞瞪眼睡觉一样，也是因为他的经脉中阳气过盛、阳邪郁滞呢？想到这里，我便告诉他我的处方。

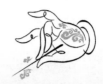

主穴：大椎（程氏梅花针叩刺，然后拔罐）。
配穴：攒竹、至阴（刺血）、申脉。

前面我们讲了，大椎为诸阳之会，统领一身阳气，当阳气不足时，热灸、热敷、热水刺激，甚至搓热，都可以振奋一身阳气，温经通络，活血化瘀，祛风散寒。既然是所有阳经都汇聚的地方，如果阳脉有热，不管是外来阳邪伤人，还是火由内生，也都会汇聚于此，这使大椎成为泄热的重要穴位。此方中以大椎为主穴刺络拔罐，就是取其清泄一身之热的作用。

阳跷脉行人体阳侧，主管肢体运动；膀胱经并行于督脉，循行于人体背部。既然病在阳，以动为主症，则选择两脉首尾穴以通经脉郁滞。一般来讲，取一条经的首尾穴，可通调此经脉使气血通畅。

睛明穴，是膀胱经的第一个穴位，做过眼保健操的朋友都知道这个穴

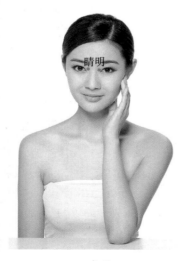

▲ 睛明

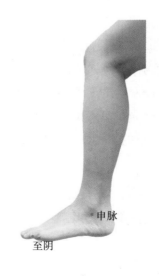

▲ 至阴、申脉

位吧，就在内眼角内上方，但是考虑针灸这个穴位有一定的危险性，又不是我自己直接施针给他，所以循经回推选用了膀胱经第2个穴位、眉毛内侧端的攒竹这个穴位。

至阴穴，是膀胱经最后一个穴位，井穴，是足太阳膀胱经与足少阴肾经气血交接处。井穴为五输穴之一，《灵枢·九针十二原》言："所出为井。""井"，指的是山谷之泉，古人以此比喻气血到这里好像水的源头一样流出，在此刺血可泻经脉郁热。

阳跷脉起于足外踝下的申脉穴，终止于睛明穴，膀胱经的气血在此变为凉湿之性，并通于阳跷脉，故选择这个穴位。

结果1周后，同学打来电话，惊叹地说只按我的方法治疗了一次，便大有改观，他们医院的针灸医生开始时竟然担心就这么几个穴位，能起到作用么。然后他又按我的方法治疗了几次，现在症状已经基本消失了。

大椎的另外用法

○ 刺络拔罐降血压

我有一个朋友，是一个国营企业的经理，主管市场公关。他不仅要开拓市场，每天陪客户吃喝，还要负责接待上级领导的视察，各级主管部门的巡查，可以说，他自从当上了这个经理，就几乎没有在家里吃过饭。一方面是天天胡吃海喝；另一方面，由于对上对下的压力都很大，所以他才四十多岁，血压就上去了。

他现在每天都要带着降压药、保护血管的药，用他的话说，现在就已经成了"药篓子"了。一次他到我门诊上去找我，看我正在给一位高血压患者治疗，就跟我聊起了针灸治疗高血压的事。他说现在虽然吃着药，但是由于工作过于繁忙，很多时候都忙得顾不上吃药，再加上下陪客户，上陪领导，整天要喝酒，而几乎所有的西药在禁忌里面都写着禁止饮酒，因为这些药物都是通过肝脏代谢的，如果喝酒的话很容易造成肝损害，这让他吃着这些药都觉得心惊胆战的。他就希望让我通过针灸的方法控制血压，最好是通过简单的学习以后，他在家里都能自己或者让夫人给他治疗。

于是我就给他介绍了一个方法——大椎刺络拔罐。并且一边给他做，一边向他介绍这个治疗方法的详细操作。

程氏针灸 大椎刺络拔罐法

首先，在脖子后面找到大椎穴的位置，然后，对大椎穴局部的皮肤用 75% 乙醇进行消毒，然后用梅花针在大椎穴上叩刺，重刺激，大约叩刺 100~200 下，穴区局部潮红渗血。然后用玻璃火罐拔在穴上，留罐 5~15 分钟。期间，要观察出血量，以免出血过多。起罐后，用消毒干棉球擦净血迹，再覆盖消毒纱布，用胶布固定，以防感染。然后隔 5 天后，在原痕迹稍上或者稍下处再次操作。

这个方法有很好的降压作用。后来，他又特意带着他老婆来，让我好好教教他老婆，说上次做完以后，感觉很舒服，也不用担心对肝肾的伤害。

○ 刺络拔罐治痤疮

大椎穴刺络拔罐的治疗方法，不仅可以用于高血压、风热感冒、风湿关节病等，还可以用于治疗皮肤病——痤疮。很多青年朋友都有痤疮的烦恼，很多人都是试过了中药、西药，试过了喝的、吃的、擦的，都不管用，有的人经常用手去挤压，导致在脸上留下了很多的瘢痕、瘀点，对于仪表影响很大。

痤疮，可以说是身体内热毒在脸上的一种表现，而体内许多脏腑都会生热毒，所以一般我会根据痤疮在脸上的分布区域来判断是哪个脏腑的问题，再针对性给予治疗。例如痤疮长在前额，为心火上炎，多有多梦、失眠、思虑、烦躁等症状；痤疮长在鼻周，为脾胃有热，多有便秘、上火等症状；痤疮长在两颊，左侧属肝，右侧属肺，要么是脾气大，有着急的事，要么是肺火盛，经常咳嗽、咽痒咽痛；痤疮长在下颌，多见于女性，这是生殖系统功能紊乱、内分泌失调的标志，多有月经不调、盆腔炎症、子宫肌瘤的问题。

那么，满脸都长呢？

那天，我还真遇到这么一个，二十六七岁的女孩子，清秀的脸上，长满了细小的红点，此起彼伏的，问了问，原来各方面的问题都有点：便秘，情绪易波动，失眠多梦，月经也不规律，看来各个脏腑、各条经脉都有问题，为求速效，就用了大椎刺络拔罐。

说了治疗方案，她害怕起来，怕疼，不过想了想，为了美坚持吧。谁知治过之后，她笑咪咪地过来问，下次什么时候来，看来是不怎么疼啊。每周 1 次吧，我想这样就会有效果。

1 周之后，她再来的时候，脸上痤疮已经基本平复，没有新起；两周之后，痤疮颜色变淡；3 周后，大部分面部区域症状大为改善。仅仅才 3 次治疗，效果如此明显，真要归功于大椎和梅花针啊。

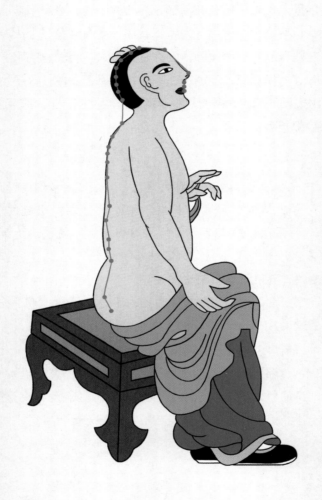

第九章

肾 俞

——肾气盛，天癸至，筋骨坚

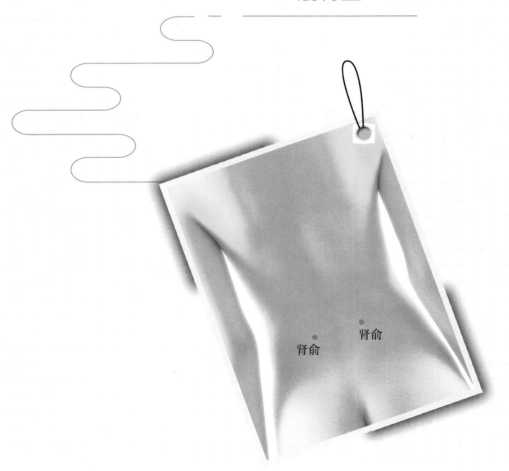

肾俞

肾俞

手脚冰凉也是病

手脚冰凉也算是病？到冬天了，有怕冷的感觉不是很正常的吗？如果是刚从寒冷的户外走进温暖的房间内，摸摸四肢有冰冷的感觉，那倒是件正常的事。但如果半天了还不能温暖起来，或是别人不凉就你凉，或是经常性的怕冷，在天气并不太寒冷的时候就比别人怕冷，那也许就是病了。

一天，一位年约35岁的女性患者找我看病，是月经周期紊乱的问题。陪她一起来的是他先生，一位很有意思的男性，热情，嘴快，往往我问一个问题，他先抢着回答，一副关切的样子。

我问了问情况，又号了号脉，感觉到她的命门脉（肾脉）有些无力，就问了一句："平时怕冷吧？"她还没来得及回答，站在她身后两三米远的这位先生，一个箭步窜了上来，争着描述道："您可不知道她有多怕冷，冬天我们家暖气不错，睡觉时我在卧室还开了空调，床上特意铺了一层电褥子，被子里再放个热水袋，我还先钻进去给她捂被窝儿，可是睡到一半，我伸脚一碰她的脚，那叫一个凉，简直就是一尸体！"一席话，说得在场的医生和患者哈哈大笑，那个女病人也搞了个满脸通红。

这种"冰美人"在现实生活中可真挺多见的。从中医角度讲，男性属阳，女性属阴，女性的体质就是阳气偏弱而阴气偏盛的体质，所以更容易出现阳气虚弱的问题。人体的阳气具有温煦的作用，人体正常体温的保持，全身组织器官的温煦，都是靠旺盛的阳气来温暖，阳气不足时，肢体发凉怕冷，特别是在远离心脏的四肢末端，更为明显，这在中医里叫作"四肢终末不温"。

我又是怎么知道她平素怕冷呢？

首先是问诊时的症状，她描述自己的月经周期紊乱，别人都是 28 天左右，她往往延长到 35~40 天，还不怎么规律。而且，在经前还伴有明显的腹痛症状，也就是痛经。这个痛经，引起的原因有很多了，因虚因瘀都可能引起，但最常见的就是因寒引起。寒主收引，外受寒凉，或体内阳气不足使阴寒内盛，凝结经脉而疼痛。这种疼痛多为剧烈绞痛，甚至痛至昏厥，难以忍受，不过也有"得温则减"的特点，因此我们经常看到一些年轻的女孩子每个月都有那么几天，钻在被窝里，抱着热水袋度过。

其次在号脉时，我感觉到她的命门脉跳动乏力，并且用力按下时，越发没有力量。命门脉衰，反映了她肾中阳气不足，不能温煦体表四肢，当然就有怕冷和手足冰凉的症状了。

○ 阳气是人体的原动力

人体的阳气来源于哪里呢？

就是肾中所藏的精气。中医认为，肾是先天之本、生命之源，肾中精气维持、促进着人体的生长、发育与生殖功能。

简单讲，从幼年开始，肾的精气逐渐充盛，发育到青春时期，随着肾精的不断充盛，便产生了一种促进生殖功能成熟的物质，称作天癸。于是，男子就能产生精液，女性则月经按时来潮，性功能逐渐成熟，具备了生殖能力。以后，随着人从中年进入老年，肾精也由充盛而逐渐趋向亏虚，天癸的生成亦随之而减少，甚至逐渐耗竭，生殖能力亦随之而下降，以至消失，这是肾对于人的生殖功能的作用。

而肾精对于人体生长发育亦产生决定性的影响。在人生的前半个时期，肾精充足，则能促进人体由幼年成长、发育到青年、壮年，而到了壮年以后，随着肾精在人的生殖、发育过程中的耗损，肾精已经不再充盛，而转入衰竭的进程，人体也随之开始走下坡路，状态是一年不如一年，开始了衰老。

所以，肾最重要的一个生理功能就是藏精，主生长、发育与生殖。而肾中精气包括了功能和物质两方面，物质属阴，即肾阴，是人体阴液的根本，对人体起着濡润、滋养的作用；功能属阳，即肾阳，是人体阳气的根本，对各脏腑起着温煦、生化的作用，是人体生长发育的原动力，所以呵护肾中阳气十分重要。

当肾阳不足时，人体会出现很多严重问题。现在很多女性的月经都不大规律正常，年纪轻轻就闭经的也大有人在。西医学把 40 岁以前闭经的称为卵巢早衰，靠激素替代疗法治疗，治愈率不过 2% ~ 3%，这其实是人体生殖功能大大衰退的表现，有人戏称为"30 岁的年龄 60 岁的卵巢"，肾阳不足是其主要原因。所以，别小看月经不规律，我治疗过的最年轻的闭经患者才 29 岁！

病案 肾阳对老年人尤其重要，可以让老年人头脑清楚，腿脚灵便，牙齿坚固，吃嘛嘛香。我有一个患者，中年男性，有一阵子经常腰酸腰痛，性生活还出现了问题——早泄，结果经过我的治疗很快改善了，就跟我说想带他父亲来让我看看，开两剂药调调。我问他父亲都有什么问题，他骄傲地说："我爸爸身体可好了，别看七十多了，可夜里不起夜，白天上厕所时我一听，小便的声音还很响亮呢！"

谢谢这位朋友，他教给我们一个判断老年人肾中阳气是否充足的小方法，就是观察小便。观察什么呢？晚上起不起夜，是不是尿频，是不是尿不干净，裤裆总滴有尿迹，以及小便时声音是否响亮。肾中阳气充足时，对膀胱的统摄能力就强，小便就正常。

○ 要风度不要温度，后果很严重

爱美之心人皆有之，不过爱美也要有个尺度，不能因美而忽视了保暖工作，特别是重点部位。

哪些部位算做重点部位，需要严加保护呢？

　　前面我们讲到了几个风穴——翳风、风池、风府，以及三穴连及的项部，也讲到了一条围脖解决中风问题的养生小窍门。

　　风邪从颈项侵袭人体，首先进入的就是足太阳膀胱经。你看这条经脉在上深入脑内，联络髓海，风邪循经向上直中于脑就是中风了。而这条经脉在下会沿着肩胛内侧，夹行于脊柱两侧下行，至"膂"（也就是腰两旁肌肉的意思）深入体内，联络于肾。

▲ 足太阳膀胱经

　　本来外邪侵袭人体的顺序是皮、络、经、腑、脏的正常顺序，但风邪入于膀胱经经脉后，会沿着经脉迅速流窜，一下子就深入体内，伤及肾中阳气。但这还不算最快的，还有更直接的伤害！这就是年轻女性爱穿的低腰裤、露脐装。

　　这种穿着美不美，是另外需要讨论的话题，但这样穿正好将人体的腰部和肚脐暴露在外，这就使得风寒之邪容易从这些部位内侵入经脉之中，侵入哪条经脉呢？就是带脉。

　　奇经八脉中的带脉可是人体上极为特殊的一条经脉，全身经脉除带脉外都是纵行的，只有带脉围腰一周，横行于人体上。明代著名的医药学家李时珍在《奇经八脉考·带脉篇》中说："带脉者，起于季胁足厥阴之章门穴，同足少阳循带脉穴，围身1周，如束带然"。

　　带脉是唯一一条横绕腰腹1周的奇经，在腹部正中与肚脐中央的神阙穴相联系，在腹之侧面与胆经的带脉、五枢、维道等穴联系，在腰部正中与督脉之命门穴相联系，而命门恰恰位于两肾之间。

　　带脉这个名字起得可真形象，它就像一条带子，横在腰间，对其他纵行的经脉起到约束的作用。设想一下，裸露腰部，风寒之邪自带脉侵入人体，不仅迅速流窜到其他由带脉约束的经脉之中，伤及各经阳气，而且还使带脉的作用迟缓，就像身体上围腰1周的腰带突然间松了一样，各条经脉也就开始散乱起来……

　　当然，低腰裤、露脐装对健康的影响不一定当即就显现，根据个人体质的不同表现形式也不同，一般人不会穿两三天就发病，但当抵抗力下降时，有些人就会出现不适症状。中医理论认为，如果在秋冬之际不注意保护人体的阳气，在春天阳气开始生发旺盛的时候，就会因为人体阳气受损，阳气当发而不能发，阳虚不能温煦，尤其是人体的四末，即肢体的末端——手足，就会冰冷。这都是女性追求风度不注意温度的结果。此外，在年轻时若腰脐腿膝经常受风、寒、湿侵袭，年龄渐渐大了以后，慢性腰痛、膝关节炎或一些妇科疾病也会缠身。

因此，**建议年轻女性在展示曼妙身材的同时一定要遵循气候变化规律，珍惜自己的健康**，注意保暖，千万别忘了给"小肚脐""小蛮腰"一点点关爱，要不等难受后就悔之晚矣。

TIPS 带脉

这条经脉是属于奇经八脉之一的经脉。从这条经脉的名字当中，我们就可以看到，这条经脉应该是和女性的白带有关系的。实际上，带脉对于女性而言，所主管的功能不仅仅是白带。整个女性的月经、白带、妊娠等生殖系统的功能都和带脉有密切关系。从带脉的循行来看，带脉是围绕人体的腰部横行1周的。它是人体经脉系统中，唯一一条横行环绕的经脉。

围绕着腰部走行的带脉，它就像是我们穿衣服时用来扎衣服的腰带一样。不过有形的腰带捆扎的是我们的裤子、衣服，而无形的带脉，所约束的则是所有通过躯体腰部的纵行的经脉。

所以在正常情况下，带脉的功能正常，一方面可以使女性的生殖功能保持正常；另一方面，带脉对于各条纵行经脉的约束也有效、有力，就可以保持全身经络系统的功能正常。

如果带脉发生了异常，功能不能正常发挥，就会出现女性经、带、胎、产的各种病变，同时，也会出现腰腹肌肉松弛无力，腰膝无力、疼痛。

人老腿先老，护腿先护腰

肾有一个主要的生理功能就是主骨生髓。骨具有坚韧之性，能支持形体，是人身之支架。人体的骨骼是依赖骨中的骨髓提供营养的，而骨髓则是由肾精所化生。《素问·阴阳应象大论》说："肾生骨髓。"《素问·痿论》说："肾主身之骨髓。"都是说肾精肾气对于骨、髓具有充养的作用。

肾主骨生髓的生理功能，实际上是肾精及肾气促进机体生长发育功能的具体体现。肾脏藏精，而精气充养骨髓，促进骨髓的生发。髓居于骨中称为骨髓，骨要保持坚硬的状态，在人的发育阶段保持不断地生长，在骨折的时候能够有效修复愈合骨折，这些都有赖于骨髓的充盈及其所提供的营养。

所以《素问·六节脏象论》说肾"其充在骨"。只有肾精保持充足的状态，使骨髓的化生有源，骨骼得到髓的滋养，才能保持骨骼正常功能的维持；如果肾精不足，骨髓生化无源，不能营养骨骼，骨骼的正常功能不能维持，便会出现小儿囟门骨缝闭合延迟，双腿无力支撑体重，不能在一般的年龄期内学会走路。而老年人就会出现骨质脆弱，易于骨折等。而在青壮年人，如果肾精亏虚，骨骼失去营养供应，就会出现腰腿酸软无力的症状。有句俗话，叫作"人老腿先老，护腿先护腰"，其实说的就是肾的功能和腰的养护方法。

病案

我小学班主任王老师，现在已经70多岁了。几年前的一次小学同学聚会上，她向我说了她的一个毛病，就是膝腿痛。王老师是特级教师，退休以来一直还带着别的学校的课，但年纪大了，腿脚变得不灵便了，坐公交车去上课时，她得一只手扶着车门，一只手用力搬起自己的膝盖，把脚抬上台阶，再用力抓住门把手，才能上得去。

想着这一幕，我不禁想起了20多年前，40岁的王老师，正处在青壮年的时候，走起路来风风火火。唉，真是岁月不饶人。

怎么解决呢？我请王老师到我门诊来扎针，1周两次，开始只在膝关节周围针刺，效果不那么明显，分析人到老年之后，之所以出现腿脚不灵便、腰膝无力的现象，其实就是肾精不足、肾气亏虚的表现。于是我就在针刺的基础上，增加了腰部肾俞的温灸法，通过刺激肾俞穴，激发肾中元气，使腰膝关节骨骼能够得到肾气的充养，重新焕发出青春的活力。

不出1个月，王老师的症状大为改善，改善到什么程度呢？王老师自己这样描述："开始只是觉得腿脚轻便些，结果有一天，我急着坐公交车去学校，快到公交车站时，有一辆公交车正准备开走，我想都没想就追了上去，上得车来才想到，要在以前我肯定追不上这车，甚至还有可能摔个大跟头，这次追得腿上有力，很轻松啊！"

增加了腰部肾俞穴的理疗又治疗1个月后，王老师的症状基本消失了。

刺激肾俞有讲究

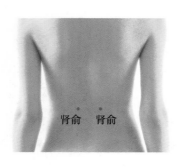

肾俞　肾俞

◀肾俞：指肾的背俞穴，是足太阳膀胱经上的穴位，在第二腰椎棘突旁开1.5寸处

那么，没有专业知识的普通人怎么找到肾俞这个穴呢？

针程氏 平浮肋法取肾俞

腰部挺直，挺胸，吸气，在侧胸部我们可以摸到肋骨的下缘，较胖的人可以用力吸气，用力下压，就可以摸到肋骨的下缘了。沿着肋骨下缘水平向后面摸去，当我们摸到后腰部的肌肉隆起处时，就是肾俞的部位。

由于我们按摩的时候按摩的不只是一个点，所以可以不必强调肾俞这个穴位的准确位置，而只需要找到这个大概区域就行了。

TIPS　什么是背俞穴呢？

背俞穴是五脏六腑之气输注于背腰部的腧穴。各脏腑皆有以本脏腑命名的背俞穴。背俞穴，是五脏六腑之精气输注于体表的部位，是调节脏腑功能、振奋人体正气之要穴。背俞穴都分布在背腰部膀胱经上，各脏腑的背俞穴与相应的脏腑解剖位置基本对应，如肺俞、心俞、脾俞、肾俞所处位置的或上或下，即与相关内脏的所在部位是对应的。如肺在五脏中位置最高，故肺俞穴在五脏背俞穴中位置也是最高的。肾的位置最低，所以肾俞的位置也相应最低。这是与经络理论密切相关的。

正是因为肾俞穴是肾气输注于背腰部的穴位，所以肾俞的功能和肾的功能是一致的。

又因为背俞穴都在人体背部，而按照中医阴阳理论，背部属阳，所以背俞穴对于调节各个脏腑的阳气，功效是最为显著的。

怎么刺激肾俞穴呢?

注意肾俞穴下临近肾脏,此处切不可暴力按压,要用温和一点的方法。除了用艾条或温灸器温灸肾俞外,就重点推荐擦肾俞吧!

针程 擦肾俞法
灸氏

第一步 先要把自己的双手手心搓热。双手相对搓动至少 1 分钟,使掌心发烫为宜。

第二步 迅速将掌心贴在肾俞穴处,温热的感觉一下子放散到每个毛孔中。注意,不要隔着衣服,掌心劳宫紧贴肾俞穴,这也是取心肾相交、水火既济之功。

第三步 平肾俞穴,自脊椎两旁向臀部之间方向快速擦动,约呈 45°角,频率保持在 80~100 次 / 分,坚持 3~5 分钟。

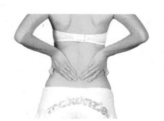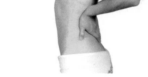

▲ 擦肾俞

擦完肾俞顺便擦八髎

八髎在臀部中间位置,当我们用力点按时可以感觉到穴位处是明显的骨性凹陷,穴位局部会出现明显酸胀感,并向腹内放散。

这 8 个穴位在针刺时，需要刺入骶后孔内。针一刺入，患者小腹立刻就会有拘急和酸胀感，对与盆腔相关的泌尿、生殖系统疾病，有很好的治疗作用。特别是次髎这个穴位，主治男性遗精、阳痿、早泄等症，有针下立挺的效果。

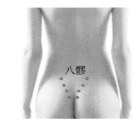

▲ 八髎：正对骶骨的 8 个骶后孔位置的穴位，上髎、次髎、中髎、下髎的合称，左右各 4 个穴，共 8 个

八髎效果虽好，却不易针刺。因为骶后孔很小，刺入不准，针身立弯。

记得曾经，我参加中国中医科学院针灸研究所为爷爷举办的"'国医大师'程莘农教授学术思想研讨会"时，听到爷爷的一位博士，曾任某医科大学针灸系主任，现已退休的一位老教授这样介绍爷爷："程老扎针，那叫一个准，比如说次髎，看都不看，只扎针时用持针的手的手指点按循找一下穴位的准确位置，然后一针尽没，2 寸的针啊！"

○　八髎自检盆腔病

肾不仅与五官当中的耳关系密切，还与人体下部生殖器和肛门的功能状态密切相关。中医《素问·金匮真言论》说："肾……开窍于二阴。"二阴，指前阴和后阴。前阴是指人的生殖器官；后阴是指肛门。前后二阴分别主司二便。**尿液的贮藏和排泄虽然是在膀胱，但尿液的生成及排泄却和肾的功能状态密切相关。**因为尿液的生成必须依赖于肾气的蒸化作用，而尿液的排泄，则是需要肾气蒸化和固摄作用的双重协调。肾气之蒸化及固摄作用之间的关系失常，就会出现尿频、遗尿、尿失禁、尿少或无尿等小便异常的症状。粪便的排泄，本来是属大肠和肛门的功能，但是也和肾气的推动和固摄作用有关。如果肾气不足，就会因气虚推动无力而便秘，中医称之为"气虚便秘"，或者因肾气亏虚，固摄能力减弱而致大便失禁，或者腹泻长时间不好，所以说肾主司二阴及二便。

前阴是人体的外生殖器。人的生殖功能中医认为和肾的功能状态密切相关，认为肾精、肾气充盛，人的生殖功能就健全，所以前阴性器官又有"外肾"之称。人的外生殖器，在男性是排尿和射精功能于一体的阴茎，在女性则是由阴户、尿道、阴道组成，这些功能构造，能够保证人类繁衍后代的职能正常进行。肾精充足，肾气充盛，精液的分泌量和质量正常，女性的正常生理周期也会保持正常，人的生殖能力就能保持正常。肾精、肾气的生理功能失常，则可导致人体性器官的发育不良或者功能异常、生殖能力减退，从而导致男性阳痿、早泄、少精、滑精、遗精、精瘀及不育等性功能异常，女性则会出现月经异常、生理周期紊乱，不排卵或者内分泌紊乱等，甚至导致不孕症等。

怎么知道你的生殖系统是否出现了问题呢？

病案　几年前，我治疗过一位20多岁的女患者，自称得了宫颈炎。我问她有什么症状，她说："没有什么症状，是体检的时候发现的，不然我根本不知道。"她不知道那次体检的结果到底对不对，又不愿意再去做检查，更不愿意一边治疗一边隔三差五去医院做妇科检查，所以来找中医了，想讨个让她更为放心的说法。

我按照望、闻、问、切，仔细诊断了一番，并没有发现多大问题，只是有轻微的湿热下注之证。按常规疗法，我给她开汤药为她利湿清热，调整全身气机。我的方子刚开出来，她就杏眼圆睁，说："吃完药怎么办？再去做检查？我说了，我不喜欢做妇科检查！"我也蒙了，不做妇科检查怎么能证明我的疗效呢？而且，如果不让她做检查，也是不负责任的行为啊。就在那时，我突然想起多年前老恩师教的一招绝活儿，便用手捏了捏她腰部下方臀部上方的一片区域，然后从容地对她说："我开的药，你必须吃。吃完后不用检查了，但你必须坚持做妇科保健。"

"什么妇科保健？"她问。

我说："就是我刚才捏的这一个区域，在医学上叫八髎，是妇科保健的重要区域。你瞧，你这个区域捏上去很死板，很硬，你自己应该也会感觉很疼。而正常人这里捏上去应该是柔软的。你回去就在这个地方下功夫，或者揉这个地方，或者拔罐；如果感觉这一块发冷，还可以艾灸。总之，把这里弄得软软的，你就应该没毛病了。"

她听说不用检查了，很高兴，回去就照着我说的做了，效果非常不错，后来，她反馈说："自从懂得利用八髎后，她的月经正常了，不再痛经了，白带也明显减少，睡眠也好了，不再时不时失眠了，大便也有规律了，不再时不时便秘了……"

那么"什么叫软？什么叫硬？"

人们对软硬的感觉不同，概念也存在差异，没关系，人体上有软的地方也有硬的地方，我们来找找标准吧。

程氏针灸 八髎软硬判断法

摸摸你的嘴唇、鼻尖和额头，什么感觉呢？不同的软硬度吧。

你可以把你捏后腰尾骶部的感觉，分别与按嘴唇的感觉，按鼻尖的感觉，和按额头的感觉做对比。如果与嘴唇的柔软度相似，那就是柔软；如果与按鼻尖的感觉类似，那就是有点硬，叫作韧；如果与按额头的感觉相似，那就是硬了。

如果有韧或硬的感觉，那就代表你盆腔内的器官功能发生了异常，就需要进行调理了。

这个世界上女性占了一半，但女性的问题占了一大半。因为女性在生理上有其特殊性，除了人所共有的生理和疾病之外，还存在经、带、胎、产四大问题，这些问题与身体的其他问题结合，往往会把问题搞得更为复杂。比如，很多女子的失眠、便秘等，都是由妇科问题导致的，医生如果不考虑妇科因素，用常规的方法去治疗，往往没有疗效，或者不能根治，容易反复。所以，古代很多医家总是说："宁医十男子，不医一妇人。"中医里也单列妇科。一般来说，女子初潮以后，其治病养生就要考虑妇科因素了。

○ 用八髎治病的操作方法

八髎处的那块儿肌肉硬了、凉了，怎么办？

那就擦完肾俞擦八髎吧。

程氏针灸 擦肾俞法（续）

擦完肾俞后，借着手心与腰部的温热感，移至腰骶部八髎穴附近，由斜擦改上下直擦，频率每分钟约 80~100 次，直至腰骶部发热，并且这种热力向盆腔内放射发散。

然后逐渐扩大擦动的范围，频率放慢，使手掌自肾俞沿肋骨向前方侧腹部移动，在侧腹和腰部的范围内进行摩擦、按摩。这样扩大了擦动的范围，就可以不仅刺激到肾俞穴，还可以摩擦到章门穴和带脉穴。

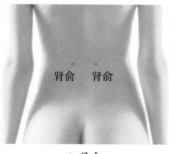

▲ 肾俞

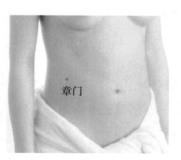

▲ 章门

章门穴，是足厥阴肝经上的穴位，是带脉的起点，还是脾的募穴，八会穴的脏会。募穴、八会穴的含义，我们已经在"中脘章"中做了介绍。章门穴作为脾的募穴，刺激章门穴，可以有效起到健脾益气的作用。而作为脏会，章门穴更可以调节补充五脏之气，再加上章门穴是带脉的起点，所以摩擦章门穴，可以调节脾胃的运化功能，可以补充五脏精气，还可以通过带脉的作用补充肾精肾气，可以说，通过摩擦章门穴，可以同时达到沟通、调节先后天的作用。

而在侧腹部，当第 11 肋骨游离端下方垂线与脐水平线的交点上，是带脉和足少阳胆经的交会穴——带脉穴，能够调理人体的生殖系统疾病，比如妇科疾病和腰背痛、腹痛等疾病。肾俞穴是肾脏的背俞穴，是肾气灌注于背部的地方。

更有效的方法就是用程氏梅花针叩刺八髎了。怎么操作呢？

针程灸氏　八髎梅花针叩刺法

八髎叩刺分为轻刺激和重刺激两种手法。

如果作为日常男性女性的生殖保健方法，应该采用轻刺激，也就是在八髎的穴区进行螺旋叩刺，也就是边叩刺边做环状移动，因穴区面积大，一般叩刺在 300 下左右，使局部出现潮红即可。可以 1 周叩刺 2 次，就可以起到对生殖功能的保健作用。

而如果是治疗生殖、泌尿系统疾病，特别是有一些盆腔炎症（例如白带色黄有味，腰酸痛或刺痛）时，则应该采用重刺激的叩刺方法，叩刺量在 500 下以上，在局部潮红的基础上渗血。如果想加强效果，可以配合局部拔罐。

肾俞的其他用法

○ 治疗尿频尿急

相信很多老年男性朋友，都有前列腺的毛病，具体表现就是尿频、尿急，夜尿增多，尿无力。怎么办呢？还得从肾上来找。

肾在五行中属水，四时对应着冬季，性寒润而下行，故有"肾为水脏"之说，而在生理功能上，肾主持管理着人体的水液代谢。包括两个方面，一是将津液布散到周身，以供养脏腑组织利用，二是将利用后的水液，即代谢的产物，排出体外。

相信大家对西医学描述水液代谢过程都有一个大致了解，而中医对于水液代谢过程的描述，另有自己的见解。中医认为，人饮水以后，到达于胃，经过脾胃的运化吸收，被吸收入人体，进入人体的经脉循环系统，经过脾的升清作用，上达于肺，再经过肺的宣发和肃降作用，向外布散于皮肤、毛窍，向内布散于五脏六腑，以供机体使用，发挥滋润作用。经过机体利用之后的水液，在皮肤毛窍的大部分通过汗液排出体外，在体内脏腑的水液代谢后形成的浊液归于肾，在肾气的推动下，进一步将这些水液分为清浊两部分，将人体还能够利用的轻清部分重吸收，并在肾气的蒸腾作用下向上输送到肺，重新进行循环使用；将人体不能利用的废液，在肾气的作用下，向下输送到膀胱，形成尿液排出体外。

可以说，中医认为人体水液的代谢，最终的产物是汗液和尿液。人体小便的正常与否与人的肾精、肾气的关系密切，人体出汗的情况，则和肺、心等脏腑关系密切。正常情况下，肾主闭藏的功能正常，肾气蒸腾、气化的功能正常，那么人体尿液的形成、排泄就正常。而人体出汗的情况正常与否，是和人皮肤上的汗腺分泌状况有关系的。中医学，将人体的汗毛孔，称为"玄府"，认为玄府的开放和闭合，是由肺、心和肾共同管理的。在正常的情况下，肾闭藏的功能适度，肺宣发的功能正常，心的活动平和，汗液的排泄就会正常，不会过多，也不会过少。

肾气不足的问题，通过按摩肾俞就可以解决。具体方法怎么做呢？

程氏针灸 擦肾俞配吞精

每晚在临睡之前，垂足坐在床上，也可以坐在椅子上，然后松开腰带、衣服，让自己的情绪平静下来，用自己的舌头抵住上颚，闭目，提肛收腹，这时，用我们上面所讲的擦肾俞的方法进行按摩约120次，按摩的次数越多越好。如果按摩的过程中口中积聚的唾液足够多了，就一小口一小口用力咽下。长期坚持，会收到意想不到的效果。

○ 纳气平喘

纳气，是指人吸入的自然界清气，必须下归于肾。具体归到哪里呢？还记得上一节讲到的下丹田关元穴吗？这里又称为下气海，这里就是呼吸之气下归的所在。如果呼吸之气不能下归于肾，就会出现动则气喘、呼多吸少的肾不纳气之证。

肾为什么能够纳气呢？这是和肾主闭藏的功能分不开的。肾主闭藏，这个闭藏的功能不仅仅闭藏的是肾精、肾气，而是全身性的所有固摄收纳气、血、津液等物质，使之不无故流失的功能，都归于肾主闭藏的功能。呼吸的功能虽然是肺的主要职能，但是呼吸的深度则要由肾闭藏的功能来辅助才能保证。所以，如果肾气亏虚，肾闭藏的功能出现故障，就会导致人呼吸的深度变浅，从而出现喘息、短气等症。

○ 乌发聪耳

头发的生长，依赖于血液的滋养，所以称"发为血之余"。但头发生长发育的根源则是肾。因为中医有"精血同源""乙癸同源"之说。肾所藏的精，可以化生为血，而血也可化生充养肾精。精血旺盛，则头发粗壮而乌黑有光泽，所以《素问·六节藏象论》说："肾……其华在发。"意思即是说肾功能状态的外在表现，在于头发的状态。由于头发为肾功能状态的外在表现，所以头发之生长与脱落、润泽与枯槁的状态，常能反映肾精的盛衰。青壮年肾精充足，脾胃功能旺盛，血生有源。精血旺盛，所以头发生长迅速而乌黑有光泽；老年人精血衰少，头发就变得斑白，并且脱发的现象比较常见。这是正常的情况，在人体有病变的情况下，可以见到一些人未老先衰，年纪轻轻就出现了头发枯萎，早脱早白等现象，这些是与肾精不足有关，应考虑补肾填精，以乌发美发。

○ 健脑益智

中医认为人的大脑和肾也具有密切的关系，认为肾精生骨髓，而大脑呢，中医称之为髓海，认为是和骨髓有着近似化生来源，称**"脑为髓海"**。认为大脑的生长发育、大脑的功能状态都和肾精具有密切的关系。认为如果先天肾精亏虚，就会导致婴儿智力低下，人成年以后如果不能节制性欲，导致肾精耗损过多，出现肾精亏虚的现象，就会导致人的记忆力、思考力、视力等脑功能异常。《黄帝内经·灵枢·海论》曰："髓海不足，则脑转耳鸣，胫酸眩冒，目无所见，懈怠安卧。"这句话指出了肾精不足，髓海失养人会出现的症状：头晕耳鸣，腰膝酸软无力，视力下降，精神倦怠，嗜睡等。

这句话同时说明了肾与耳的关系。耳是听觉器官，耳的听觉功能是否正常，与肾精、肾气的盛衰密切相关。所以《灵枢·脉度》曰："肾气通于耳，肾和则耳能闻五音矣。"意思就是说，**耳朵的功能状态是和肾气的强弱具有密切联系的**，只有肾气保持充盛，肾精充盈，髓海得养，才能保持耳朵的听觉灵敏；不然，如果肾精及肾气亏虚，不能够有效充养脑髓，使髓海失养，就会出现听力减退，或者出现耳鸣、耳聋的症状。老年人由于肾精及肾气衰少亏虚，则多表现为听力减退。

第十章

涌 泉

——肩上一口井，足下一眼泉

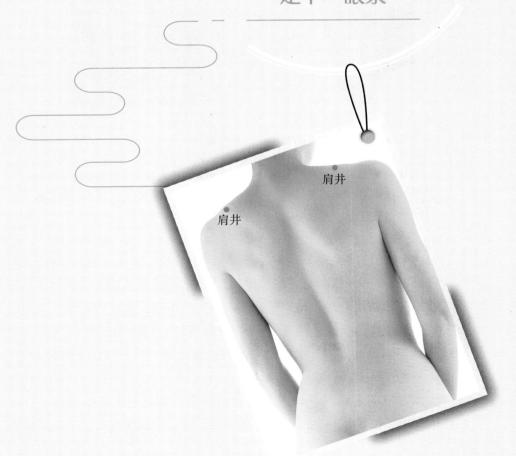

肩井

肩井

每人身上一口井，一眼泉

身上的井和泉，其实指的是两个穴位，一个是足底的涌泉穴，另外一个是肩部的肩井穴，以泉和井来命名，有其特别的含义。

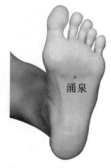

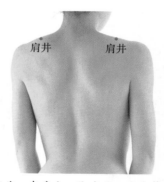

▲ 涌泉：在脚底前部凹陷处，在第2、3脚趾趾缝纹头端与足跟连线的前1/3处，卷足心时，可看出脚底肌肉形成"人"字纹路，涌泉穴就在这个"人"字纹路的顶点处

▲ 肩井：在肩上，取坐位，当大椎穴与肩峰连线的中点处（大椎穴在第七颈椎与第一胸椎棘突之间。取法：正坐低头，项后脊背最上方有一突起的椎骨，即第七颈椎，该椎骨棘突下凹陷处，即是大椎穴）

这两个穴位有趣吧，一个名字里面有"泉"字，一个里面有"井"字，一个在脚底，一个在双肩。我们看过很多的武功或者气功的锻炼方法，准备式都是要求双足分开，与肩同宽，双手自然下垂，这也是人体经络的标准姿势。这个体位有什么特殊呢？这时候，我们的双足和肩头处在一个垂直线上，下面是涌泉穴，上面是肩井穴。这就像一口井了，上面是井口，下面是井水的源泉。

人体穴位的名称并不是古人随便拍脑袋一想就定下来的。每个穴位名称的来历，都是或与它所在的位置有关，或与它的功能有关的。肩井和涌泉，就是结合了它们两个所在的位置和具有的功能才得以命名的。肩井在上部，是这口井的井口，而涌泉在足心，在人体的最下部，是这口井的源头。

我们打井，只要是有水的井，就有井口，有井底，在井底的地方一定有泉眼向外渗水。人身上的这口井，也不是一口干枯的井，里面也有井水，这口井中的水，在正常情况下是满的，井水来源就是足底的涌泉穴。涌泉、涌泉，就是肾中精气像泉水一样"咕嘟、咕嘟"从这个泉眼之中源源不断地涌出来、冒出来，向上灌溉、滋润人的全身。

泉眼的妙用

涌泉穴，是足少阴肾经上的穴位。足少阴肾经，按照中医的阴阳五行理论，是属于五行中的"水行"，而肾所藏的精气，是人体的先天精气，是其他脏腑、关节、器官赖以维持正常功能的基础。这种先天精气，具有促进人体生长发育、维持人生殖功能的作用。按照中医对于人体肾气的认识，认为在人体自出生以至青壮年的时候，肾中的精气是充盛的。充盛的肾气让人由一个刚出生的婴儿生长、发育到一个壮实的青年。同时，也让人的生殖系统由幼小而发育至成熟，使人有了繁衍后代的能力。但是，这股精气并不是使之不尽，用之不竭的。

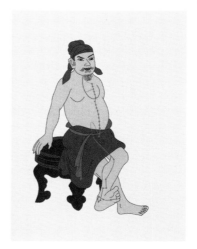

▲ 足少阴肾经

从这段描述中，我们可以看出，肾中的精气，在女性35岁，男性40岁之前，一般情况下是充足的，人的生殖功能、身体各器官的状态，都处于极佳的状态。而一旦女性过了35岁，男性过了40岁，肾中的精气就开始进入衰竭的阶段了。而这个阶段，正是人的事业处于巅峰的时期，尤其是作为一些"成功人士"，平常的应酬繁多，饮食起居、情绪调节，都没有得到健康的调理。于是有些人就会出现种种的不适现象。比如性生活不和谐、情绪异常、肠胃功能紊乱、睡眠情况不佳等都开始出现了。

肾是人的先天之本，人到了中老年，先天之本渐渐不足，肾水不济是迟早的事情，好比雨水不均匀，河渠不通畅，上身容易"旱"，下身容易"涝"，处处都可能"闹灾荒"。人一到中老年，就会出现下列情况：脸上皮肤开始缺乏弹性，皱纹多了；思维变迟钝，记性不如以前了；头发白了，骨骼也脆了，连说话的声音都显得苍老无力；有人甚至下身臃肿，懒得动。《内经》说肾属水，肾主骨，其华在发，真是句句不虚，绝大多数老年人都会出现骨质疏松、头发花白的现象！

涌泉穴作为足少阴肾经的起始穴位，作为肾中精气涌动出来的地方，可以说是中老年人养生治病的绝佳首选，它可以激发肾中精气，使衰老一步步推迟。

○ 涌泉助肾精

相信很多人都迷恋足底按摩，我虽然10年以前就写过一本家庭自助足底按摩的书，但却很少自己感受。

一次，我去广州出差，那边的同学盛情接待，吃过饭还拉着去做足底按摩。一个年轻的小伙子给我按，只见他屈起食指，用食指指间关节的背面隆起处，点在我的涌泉穴上，这里正好是足底的肾反射区。

"疼不疼？"他一边点一边问。我说不疼。

"疼不疼？"他用力点下去，又问。我还说不疼。

"疼不疼——"听声音，有些像咬着后槽牙的感觉。

于是，我轻呼疼。"你肾亏！"他肯定地说。"要经常来按啊！"接着讲了一大堆足底按摩的好处。

不管是足底推拿，还是躯体上的推拿，讲究"八字方针"，也就是准确、柔和、持久、渗透。准确，是指治疗的部位或穴位要准确；柔和，是指动作轻柔缓和，忌暴力按压；持久，指在一个部位和穴位上坚持操作一段时间，不能这一下，那一下，起不到作用；渗透，只有做到了前面六个字，准确、柔和、持久，才能使力量逐渐渗透到穴区内部，发挥治疗作用。

注意　　足底穴位按摩时如果不注意力道的话，用力过猛、过大，可能会产生以下问题。

　　因为足部有很多穴位，而且这些穴位从中医角度讲，都是下肢经脉起始的穴位，对这些经脉的气血运行具有很大的影响，如果按摩手法不当，就会影响这些经脉所主宰、连接的众多器官的健康。

　　另外，一些长期从事案头工作的白领都有着不同程度的下肢静脉栓塞，血液流通不畅，如果按摩师用力、手法不正确的话，很容易把本来就在下肢形成了栓塞的"栓子"挤下来。并通过血液流到人体的其他地方造成更大的危害。即使原本没有栓塞的人，如果按摩师用力不当，外力也会损伤血管内皮，从而形成栓塞。

而涌泉这个穴位，就更不能暴力按压了。

在推拿中，轻刺激为补，重刺激为泻，要知道这个穴位是足少阴肾经起始的穴位啊，肾中精气从此涌动出来，可千万不能泻，而且暴力按压不光是泻，还用力把泉眼给堵上了，你说后果严重不严重。

涌泉穴是足少阴肾经的井穴，是足少阴肾经的起始穴位。按照中医的经络腧穴理论，五输穴中的井穴，是本经的经气源出的地方，称为"所出为井"。足少阴肾经的经气是人的元气，而涌泉穴，又是足少阴肾经经气的起始穴位，由此我们可以看出涌泉穴在人体的重要位置。

那么，涌泉对人体都有哪些好作用呢？

涌泉是肾经井穴

能治疗与中医的肾功能系统相关的众多疾病。如果人面黑如炭色，本色外露，肯定是肾出了问题，因为按照中医的阴阳五行理论，黑色，是属于肾的颜色。在正常情况下，这种颜色不应当显露于外。如果显露于外，就是肾功能系统发生了异常。而人体的泌尿系统、生殖系统，属于肾功能系统。所以泌尿系统、生殖系统发生的异常病变，这个穴位就可以治疗。

肾主水

水液代谢不利，会导致水沉下焦，积成死水一潭。我们知道，一旦成了死水，其中就会腐生细菌、霉菌、臭虫。在人体也是一样，一旦肾主水的功能出现了异常，就会导致水液停聚在人体下部，而变生种种疾病。所以人体腰部，以及腰以下的部位，发生病变，多数都与人体水液代谢失常有关系。这些疾病就是上面所列的小腹急痛、泄而下重、足痉寒而逆、腰痛、阴痹、腹胀等病变。而涌泉穴喷涌出新鲜的甘泉，能疏导死水，恢复身体的活力。

心属火

心系统（也就是心血管系统和精神系统）的疾病大多是因为心火太旺引起的，如心痛、心烦等。而按照我们的生活习惯和中医的五行理论，水能够克制火，所以对于心火亢盛所导致的病症，我们就可以通过刺激涌泉穴，来达到生水灭火的效果，中医称之为"引火归原"。

○ "井底"妙养生

苏东坡有一佛门好友，法名佛印。

一次，东坡在佛印那里谈天说地，酌酒吟诗，不觉已过半夜；由于入城已晚，便索性下榻寺里歇宿。其时苏轼脱去衣帽鞋袜，上床闭目盘膝而坐，先用右手按摩左脚心，接着又换左手擦右脚心。

睡在对面床上的佛印见状，便打趣道："学士打禅坐，默念阿弥陀，想随观音去，奈何有老婆！"

东坡充耳不闻，半晌，擦毕脚心，遂张开双目，笑答道："东坡擦脚心，并非随观音，只为明双目，世事看分明。"

原来东坡居士所擦脚底，正是足少阴肾经涌泉穴的所在，肝藏血，肾藏精，肝肾同源，所以擦足心涌泉可以滋补肝肾，有助健脑明目。

看似简单的方法，却对身体很有好处，而且不只是健脑明目这一个作用，还有以下好处。

培补元气，强身保健，治疗虚弱性疾病

涌泉穴按摩可以培补元气，振奋人体正气，调整脏腑功能，提高抗病能力，起到强身保健的作用。苏东坡著有《养生记》，把擦涌泉穴，视为养生之要术。《寿视养老新书》指出：旦夕之间擦涌泉，使"脚力强健，无痿弱酸痛之疾矣"。这几句话的意思都是说擦涌泉可以增强人的体质，增强抗御病邪的能力，治疗虚弱性疾病。

增强人体免疫力，抗御传染病

涌泉穴按摩可以增强人体的免疫功能，防御时气疫毒，水湿淫气的侵袭，具有提高抗御传染病的能力。苏东坡讲了这样一个故事："扬州有武官侍真者，官于两广十余年，终不染瘴（瘴即疟疾，当地称'琵琶瘟'），面色红腻，腰足轻快，从不服药。唯每天五更起坐，两足相向，热摩涌泉穴无数（次），以汗出为度。"这位武官在两广做官十余年而不感染疟疾，就靠每天五更时按摩涌泉穴。

温补肾中阳气

擦涌泉穴可以治疗阳痿、遗精、头目眩晕、健忘等肾中阳气亏虚的病症。这是因为肾中所藏的元气是维持人的生殖功能的物质基础，如果肾阳亏虚，就会导致男性阳痿、遗精；女性不孕、月经失调等生殖功能的异常。由于肾中阳气是一身阳气的根本，所以还可以治疗四肢终末不温的手足怕冷症状。

同时，由于肾还主骨生髓，脑为髓海，肾中精气亏虚，就会造成髓海失养，出现头目眩晕、健忘等大脑功能异常的病症。通过擦涌泉，鼓舞了肾中的元气，温补了肾中的元阳，使大脑得到充足的供养以后，就可以对健忘、头目眩晕等肾虚的病症进行治疗。

交通心肾治失眠

治疗失眠、调整心律。"两手心搓极热，对搓两足心（涌泉）极热，存想吸气入涌泉穴，停留不去，久久行之，高枕无忧，屡试屡验。"

○ 涌泉劳宫相对擦

具体怎么擦呢?

针程灸氏 擦涌泉养生法

左手握左脚，将右手手心（劳宫穴）对准左脚脚心（涌泉穴），进行纵向的快速摩擦，使手脚心产生温热的感觉，这么持续摩擦五六分钟，然后交换摩擦另一只脚。

如此交替摩擦 3 次左右，就可以一方面利用摩擦本身对手心、脚心的刺激，来调节肾经、心包经经气的运行，达到促进气血运行、疏通经络的作用；另一方面，因为摩擦带来的温热感觉，可以渗透到穴位的内部，起到温通经脉、温补肾阳的作用，对肾阳有鼓舞、资助的功效。第三方面，这种摩擦方法，使用的是掌心和脚心相对摩擦，脚心连通的是肾经，手心连通的是心包经，如此，就可以对这两条经脉的气血运行进行调节，达到交通心肾的目的。

○ 头顶疼痛揉涌泉

我们知道，针灸以针为基础，而中国最古老的针叫作砭石，也就是指一种锐利的小石片。而这种小石片的发明起源，则要追溯到距今上万年前的旧石器时代。

据传，那时，在我国东部有一座山，这座山是座石头山，山上满布质地坚硬而有光泽的玉石。因山下有一个部落的族人姓高，这座山就被称为高氏山。

那时候，人们以狩猎为生，饥一顿饱一顿，各种病痛不断。一天，这个部落的一位年轻族人患上了头痛，痛得感觉头都快破裂了，真是痛苦不堪，更不想再去劳动。但是当时生产力那么低下，整天劳作还不一定能够获取到填饱肚子的食物，所以不可能给你放"病假"的。所以为了生计，他还是不得不随着其他人上山追逐猎物。结果祸不单行，在追逐猎物时，一不小心摔倒了，脚心被一块尖利的石块划破，出血不止。这下可好了，打猎也打不了了，只能坐在原地懊恼：今天怎么这么倒霉呢，头痛不说，脚还被划破，看来今天要挨饿了。谁知没过一会儿，脚上虽然仍在流血疼痛，但头痛却奇迹般的好了。

那个时候由于生产力低下，人们对自然界的认识还很有限，对于很多不能理解的事情人们都归结于神灵的作用。这个年轻人就想，一定是神仙看我这么辛苦、这么年轻，却被头痛折磨的快要死了。于是神仙发了慈悲之心，出手帮忙，让自己踩到了神奇的石头，于是找到那块尖锐的、还带着血的石块，带回部落交给长老。

在古代，每个部落里都有一个长者，充当智者的角色，帮助族人解除病痛，祈祷幸福，也就是现在我们称为"巫"的人，那时称为长老。

长老听说了这件事，细心地记录下来，并把这块"神石"供奉起来。以后每当遇到有人头痛时，就用这块石头划破他们的脚心，还别说，大都能够见效。要知道这个部位就是足少阴肾经起始位置的涌泉穴，此穴擅治头痛，特别是颠顶的剧痛，对这个穴位进行针刺就能起到止痛的效果。不过当时长老可不知道这么多，但他还是很聪明的，不仅掌握了刺涌泉治头痛的方法，还有所发扬。当他看到身体某处长有脓包的人，也尝试着用这块尖利的石头刺破或划开放出脓血，居然大多能治愈。于是这种用玉石治病的方法就慢慢地流传下来，所使用的石块就是我们前面提到的"砭石"。

○ 正确刺激涌泉的方法

用砭石在涌泉刺血的方法，可以治疗人的头顶剧痛。但你可能会问，这不是重刺激的方法吗？是，但也是一种开泄的方法，与在涌泉穴上暴力按压、阻塞经脉的重刺激方法相比，有通畅经脉的作用，两者作用不可同日而语。

那正确的刺激方法是什么呢？

程氏针灸 **点揉涌泉止头痛法**

将拇指指尖，点在涌泉穴上，先稍用力点下去，坚持 10 秒钟，放松 5 秒钟，再点下去，如此反复，然后配合点法后的局部揉动。

这种方法为什么可以治疗头顶部的疼痛？

中医认为，头顶区域发生的疼痛，是因为足厥阴肝经发生了病变。常见引起颠顶头痛的病因为肝经阴血不足，不能有效涵养肝阳，导致肝阳上亢，而致头痛发作。

中医有一个术语，叫作"乙癸同源"。乙指的是肝，癸指的是肾。乙癸同源指的是肾精和肝的阴血可以互化互用，肝的阴血可以化为肾精，肾精也可以化为肝的阴血。所以肝的阴血不足，同时也表明了肾精已经亏虚。所以通过招揉涌泉穴，可以刺激肾经经气，培补肾精，进而补充肝的阴血，使阴血充盛，肝阳有所抑制，头痛可以得到缓解。

○ 涌泉应对足跟痛

经常走路、爬山、长时间站立或者由于本身足部疾病，穿不适合的鞋子，或是年长肾虚，都容易引起足跟痛。每天早晨起床足跟痛胀不敢着地，在地上活动一会儿后才有好转。走路时间稍长一些也疼，有时太疼了几乎都不能走路。抹药膏，贴膏药，并不见效，去医院看，无非还是外用药治疗，也有医生说需要动手术来治疗或注射激素才能暂时缓解疼痛，而且还会复发……这些情况，我们都可以通过点揉涌泉穴，补肝肾、强筋骨而得到缓解。但是手法不要太重，而是要缓慢渗透起效。

一桶二石三撒花，养身养心泡脚法

涌泉是足底穴位的代表，而足底按摩必泡脚。

热水泡脚就是足浴，属于中医足疗法内容之一，也是一种常用的外治法。足浴的历史有数千年，最早的文献记载是晋代《肘后备急方》，至今已有千余年历史。

在寒冷的天气里，很多老人都喜欢用热水泡泡脚，既解乏，又利于睡眠。其实，不仅仅是在寒冷的时候要用热水泡脚，在四季任何时候，都应该在睡觉前用热水泡泡脚，不仅能够刺激足部的血管，促进下肢血液循环，缓解疲劳感，按照中医理论，泡脚还能够刺激下肢足部的经络穴位，促进经络气血的运行，调节全身脏腑组织的功能。

有人泡脚时水中撒盐，有人泡脚后擦摩脚心，都是好方法，不过我要介绍的是我们特有的方法——三步泡脚法。

○ 用桶泡，而不是用盆泡

或许大家对泡脚的器皿都没有进行过刻意的选择，一般就是用一个洗脚盆就洗了。而我现在要给大家讲，**泡脚的时候最好用桶，还最好是用木桶，接自然之气多好啊。**

这样我们泡脚的时候就不仅仅能够泡到脚，还能够泡到小腿。为什么要泡到小腿呢？这是因为足三阳经在小腿的前、外、后侧循行，足三阴经在小腿的内侧循行，可以说小腿的部位是下肢六条经脉相交汇的地方，所以在泡脚的时候将小腿也浸泡进去的话，就会同时对足部六条经脉的气血运行进行刺激，可以调理足三阴、三阳经的功能，进而可以对人体的功能状态进行比较全面的调理。更重要的一个作用，就是经络排毒。

故事

记得有一个节目主持人向我诉说她的烦恼，问我有没有什么方法可以解决。她说每年到秋末冬季的时候，就会在脚的关节部位长脚癣，有时候会在正主持节目的时候，或者正跟人聊天的时候，觉得脚趾头奇痒难忍，就不得不绷紧肌肉来忍着，看起来特别难堪。她也尝试了很多的方法治疗，结果也不管用。于是问我有没有什么好的办法能解决。

她主持着几档收视不错的节目，平常工作忙不说，应酬也很多，作为一个"女强人"，她还不得不去，而且天天都用一些彩妆化妆品来装点自己的"门面"。

由于工作压力大，饮食不健康，又用了很多的彩妆型化妆品，结果体内积蓄了过量的"毒素"。《黄帝内经》说："膏粱厚味，足生大疔。"只有让这些毒排出来，才能解决问题。我就问她是想用"血腥"一点的手段来解决，还是想用"平和"一点的方法来解决。她说当然是用"平和"方式来解决了，我就给介绍了这种泡脚的方式，让毒邪从脚中泡出来。

注意

有一些突然手足长皮癣的人，不要外用激素类的皮肤涂沫剂，虽然暂时把症状缓解，但有可能"逼毒内陷"，而导致更严重的疾病发生。特别是足上皮癣，往往被认为是脚气传染，而忽略了自身状态的问题，要知道人体直立于天地之间，重浊黏腻的垃圾都沉于脚下，脚接地气，把垃圾从经络排出，也就是从阳经与阴经交接处——足底或足趾末端排出。

○ 桶底平铺一层鹅卵石

泡脚要讲究的第二个方面，就是可以在桶底放一些鹅卵石。这些鹅卵石要经过选择挑选，要选择大小均匀的石头，平铺放于桶底。在泡脚的时候，我们可以一边泡脚，一边稍用力在石头上面活动脚。因为鹅卵石不是一个平面，而是有很多突起，这就相当于我们在泡脚的同时还在作足底按摩，能够对整个足底的穴位都进行按摩刺激，从而加强泡脚的保健功效。

○ 水中撒上通经活络的中药

在泡脚的时候，如果单用热水，而不添加什么药物的话，只具有热水的热效应刺激。如果在泡脚的时候，加入部分中药，用中药汤来泡脚的话，那就真正可以称得上是中医外治法的一种了。

今天要给大家介绍的泡脚药物是艾叶和红花。艾叶，我们最好选用鲜艾叶，鲜艾叶的气味比较浓，药力比较强。艾叶具有温经、去湿、散寒、止血、消炎、平喘、止咳、安胎、抗过敏等作用。红花具有活血通经、散瘀止痛的功效，加入到泡脚水中能够起到温经通脉、活血化瘀的功效。

泡脚的汤水中加入艾叶和红花，就能够加强刺激经脉气血循行的作用，能够更好地扩张下肢的血管，加速血液的流通。这样不但泡脚的时候汤水看起来红绿相间，赏心悦目，同时还能够加强保健的功效。可以说是一举两得。当然，加入红花和艾叶主要是针对肢端发凉、发冷等末梢循环障碍的病人，我们还可以针对不同的情况选择不同的泡脚药物，比如高血压患者，就可以在泡脚水中加入醋、小苏打，能够起到降压的效果。

针程 泡脚养生法
灸氏

一桶二石三撒花，养身养心泡脚法。

做到以上三点后，就可以泡脚了，**泡脚的时间以 15 ~ 20 分钟为宜。在泡脚的过程当中，要不断添加热水，保持水温的相对恒定。**老人、虚弱的人泡脚时间要短一些，水温要低一些。而如果是感冒的病人，可以水温相对较高一些，可以辅助起到发汗解表的作用。当然，还要适量喝水以补液。

注
意

糖尿病患者如果有糖尿病足的话，就不适合泡脚了。而没有糖尿病足的糖尿病患者，也不宜自己泡脚。这是因为糖尿病患者的末端神经都发生了病变，对温度的感觉不是十分敏感。所以如果自己准备洗脚水、自己泡脚的话，很容易发生被烫伤的意外。所以如果糖尿病病人要泡脚的话，要由家属准备洗脚水，试好水温以后，再让患者开始泡脚。

井口需要常清理

○ 井与泉的特殊关系

我们脚底有一眼泉，泉眼就是涌泉穴。身上还有一口井，井口就是肩部的肩井穴。

人有一个本能，就是紧张的时候两肩会绷紧，脖子向前倾。肩部是人体紧张情绪的反应器，人体一紧张，肩部先僵硬。肩部的紧张又带来颈椎的紧张，很多人就在长期不自觉的紧张中得了颈椎病；颈部是人体的十字路口，颈椎的紧张又会导致全身的紧张。所以，当一个人累了，不管是身累还是心累，身体都会出现肌肉紧张，我们首先要给他放松，捏肩就是最好的方法。

为什么捏肩有放松身心的功效呢？这是因为有一个肩井穴在起作用。我们弄清了这个穴的性质，就会让它发挥更大的作用，捏肩当然也就不在话下了。

人体的穴位是有呼应的，肩井在肩上，我们摸摸自己的肩井位置，这个穴位底下不是骨头，而是肉。人体有一口井，肩井就是这口井的井口，那么井底何在？在脚底，脚底有涌泉穴，那是这口井的泉眼，生命之水正

是从此喷涌而出。要使身体从上至下轻松
通泰，就必须经常清理这口井。很多人这
个区域按上去会有酸胀甚至疼痛的感觉，
这说明人体已经出现紧张状态，这口井该
清理一下了。

　　肩井穴是足少阳胆经上的穴位，少阳
为转枢之经，就像门的门轴部一样，一定
要常常润滑，才能使人体阴阳沟通。另外，
足少阳胆经和足厥阴肝经是两条互为表里
的经脉，肝胆两经能够调理人的情绪，调
节全身气血的运行。通过按摩、刺激肩井
穴，就可以调节肝胆经的经气，促进气血
的运行，缓解紧张的情绪。

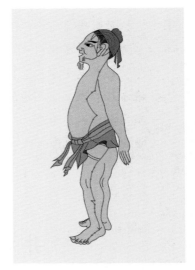

▲ 足少阳胆经

○ 推拿肩井的时机与作用

　　程氏针灸在采用推拿手法治疗疾病时，特别强调对经络的良性调节，
总是先推拿肩井，然后再推拿其他地方，最后以推拿肩井作为结束。当一
个浑身紧张、气血不和的人来到医院，我们首先要让他全身松弛下来，松
弛下来以后，一切穴位、气血都易于调动，一切手法都便于操作，容易收
到应有的效果。推拿到最后，再推拿肩井，是为了把先前充分松开的气血
再紧一紧，提起它们的神气。这就好比清理一口井，先要把井盖打开，接
着该怎么清理就怎么清理，清理完毕，再把井盖盖上。

程氏针灸 **拿肩井法**

　　首先，让受术者站好或者坐好，身体要端正。你站其身后，两脚
分开，与肩同宽，保持心情愉快，将两手轻轻往对方肩上一搭，然后，
把自己的意念放在对方的涌泉（脚心处）上。这样，这口井就在我们意
识里面虚拟而成了。

接着，像拿一个东西一样拿住受术者的肩，连皮带肉捏起来，捏上去以后再运用指掌的力量揉一次，然后放下。一共有 4 个动作，概括起来就是：拿、捏、揉、放。如此反复多次，这就是在对人体进行推拿了，这样的推拿，比普通对肩部的按摩和揉捏更加舒服。

除此以外，还有六种按摩方法也可以很有效地刺激肩井穴，促进肩部气血的运行：

按法　用拇指、食指或中指指端按压肩井穴。

揉法　将拇指、食指或中指指腹放在肩井穴处，作轻柔和缓地揉动。

拿法　以拇指和食、中指相对用力，提拿肩井穴处的筋腱。

掐法　用拇指指端甲缘按掐肩井穴。

擦法　用大鱼际在肩井穴处擦动。

拍法　五指并拢微屈，以手腕部摆动，有节奏地拍打肩井穴。

有人问，为什么意识里非得有一口井存在呢？其实，一切推拿中，意念都是很重要的，意念影响手法，影响施术者和受术者之间的磁场。有这个意念跟没这个意念，在手法上虽然只有细微的差异，但正是这种细微的差异决定了效果。

医学上对推拿有一个比较高的要求，就是"深透"。如何深透呢？不是力气用得越大越能深透，而是用意念才能帮助手上发力深透脏腑。我们在给人推拿肩井的时候，不仅要把意念集中在受术者的涌泉穴上，而且还要保持欢喜愉快的心情，把对方看作自己，把自己的美好祝福掺和在手法中，通过手的力量传达给对方。只有这样，推拿才能做到形意相生，使推拿不再是一种劳动，而是一种艺术。推拿的人心情愉快，因为这个过程对他自己也有利，他从中收获了快乐；被推拿的人更要愉悦，因为不仅身体上轻松而舒服，而且感受到了推拿者的美好意念和祝福，快乐的感觉和氛围把两个人融为一体。

学习了这些按摩手法，我们回去可以试试。我们可以对别人说："人体有一口井，井底在涌泉，井口在肩井，我学来一手推拿的功夫，给您推拿肩井，就是在修葺您的生命之井，能让您井底生命的涌泉喷涌不息，更让您健康长寿！"相信人们不仅会美在身上，而且会甜在心里。